Belleza y cosmética natural

Belleza y cosmética natural

Marcela Burgos

integral

NOTA IMPORTANTE: en ocasiones las opiniones sostenidas en «Los libros de Integral» pueden diferir de las de la medicina oficialmente aceptada. La intención es facilitar información y presentar alternativas, hoy disponibles, que ayuden al lector a valorar y decidir responsablemente sobre su propia salud, y, en caso de enfermedad, a establecer un diálogo con su médico o especialista. Este libro no pretende, en ningún caso, ser un sustituto de la consulta médica personal.

Aunque se considera que los consejos e informaciones son exactos y ciertos en el momento de su publicación, ni los autores ni el editor pueden aceptar ninguna responsabilidad legal por cualquier error u omisión que se haya podido producir.

© del texto: Marcela Burgos, 2019.
© de esta edición: RBA Libros y Publicaciones, S.L.U., 2019.
Avda. Diagonal, 189 - 08018 Barcelona
rbalibros.com

Primera edición: abril de 2019.
Tercera reimpresión: noviembre de 2024.

RBA INTEGRAL
REF: RPRA473
ISBN: 978-84-9118-168-2
DEPÓSITO LEGAL: B-1.173-2019
Diseño y maquetación interior: Eulàlia Trius, Naono
Realización: Sara López, Editec

El papel utilizado para la impresión de este libro es cien por cien libre de cloro y está calificado como papel ecológico.
Impreso en España · Printed in Spain
Queda rigurosamente prohibida sin autorización por escrito del editor cualquier forma de reproducción, distribución, comunicación pública o transformación de esta obra, que será sometida a las sanciones establecidas por la ley. Pueden dirigirse a Cedro (Centro Español de Derechos Reprográficos, www.cedro.org) si necesitan fotocopiar o escanear algún fragmento de esta obra (www.conlicencia.com; 91 702 19 70 / 93 272 04 47).
Todos los derechos reservados.

Contenido

PRÓLOGO	7
PRINCIPIOS BÁSICOS	**9**
Ventajas de la cosmética natural	10
Materiales y utensilios	14
Ingredientes esenciales	19
Productos cosméticos y métodos de elaboración	42
COSMÉTICA PARA CADA DÍA	**53**
Rostro	54
Cuerpo	80
Cabello	86
COSMÉTICA SEMANAL	**95**
Rostro	96
Cuerpo	105
Cabello	114
COSMÉTICA ESTACIONAL	**121**
Verano	122
Invierno	130
COSMÉTICA FAMILIAR	**137**
Mamás	138
Bebés	142
Niños	146
Adolescentes	150
Hombres	152
Toda la familia	158
GLOSARIO	166
ÍNDICE DE RECETAS	170
AGRADECIMIENTOS	175

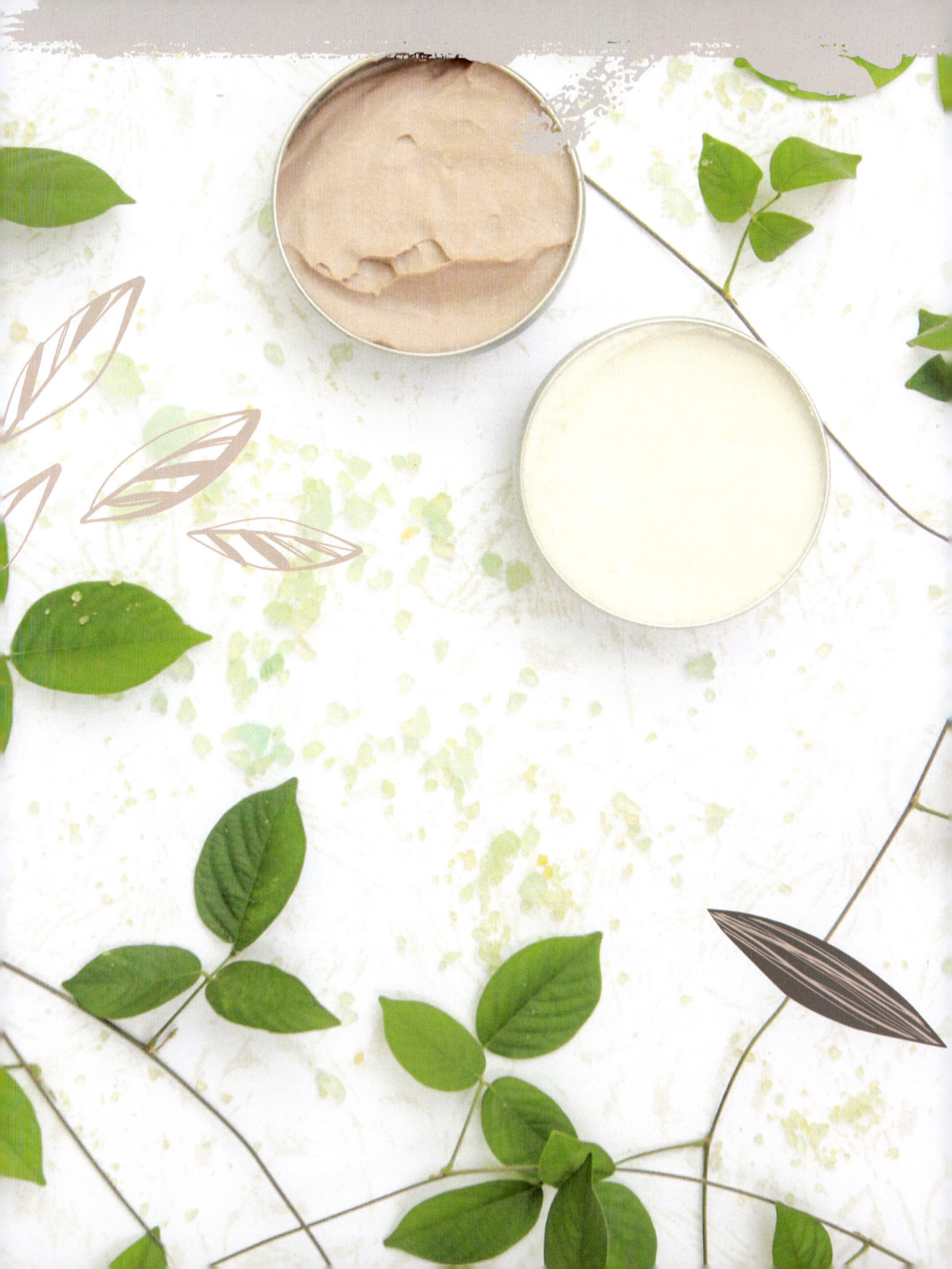

Prólogo

Mi primer contacto con la cosmética natural se produjo hace más de veinte años, en un congreso de arte decorativo, en Nashville. Mientras caminaba con una amiga por un centro comercial, nos topamos con una tienda-spa de cosméticos naturales que nos dejó boquiabiertas. Nunca antes habíamos visto semejante variedad de velas y cosméticos con formas de frutas, pasteles, mermeladas y dulces; había enormes hormas de queso de jabón que se vendían al peso, cremas y mascarillas frescas almacenadas delicadamente en neveras como si fueran yogur... Ese día se abrió ante nuestros ojos un mundo nuevo, el de la cosmética natural, que se convertiría a partir de entonces en nuestra forma de cuidarnos y mimarnos.

Al regresar a casa recreamos algunos de los productos que habíamos descubierto. Yo me sentí especialmente cautivada por la elaboración del jabón por saponificación en frío; fue una experiencia casi mágica ver cómo el aceite de oliva y coco se transformaba en una pastilla blanca de jabón. Del oficio de jabonera pasé a interesarme por el resto de la cosmética natural, no solo por la sencillez y la eficacia de sus elaboraciones, sino también por sus propiedades biodegradables, que me concienciaron de la necesidad de consumir de forma responsable y preservar el medio ambiente.

Y es que el uso de productos naturales para el cuidado de nuestro cuerpo no es algo nuevo; de hecho, se trata de una opción que tiene su origen en culturas ancestrales que ya se servían del poder curativo de la naturaleza. Basándome en este conocimiento milenario y en mi dilatada experiencia con productos naturales, he recogido en este libro una amplia variedad de tratamientos que te ayudarán a mantener tu salud, tu bienestar y tu belleza. Estoy convencida de que disfrutarás tanto como yo realizando estas recetas, que te ayudarán a adquirir costumbres saludables, a conocer los alimentos más beneficiosos y a adoptar un estilo de vida armónico para afrontar tu día con energía.

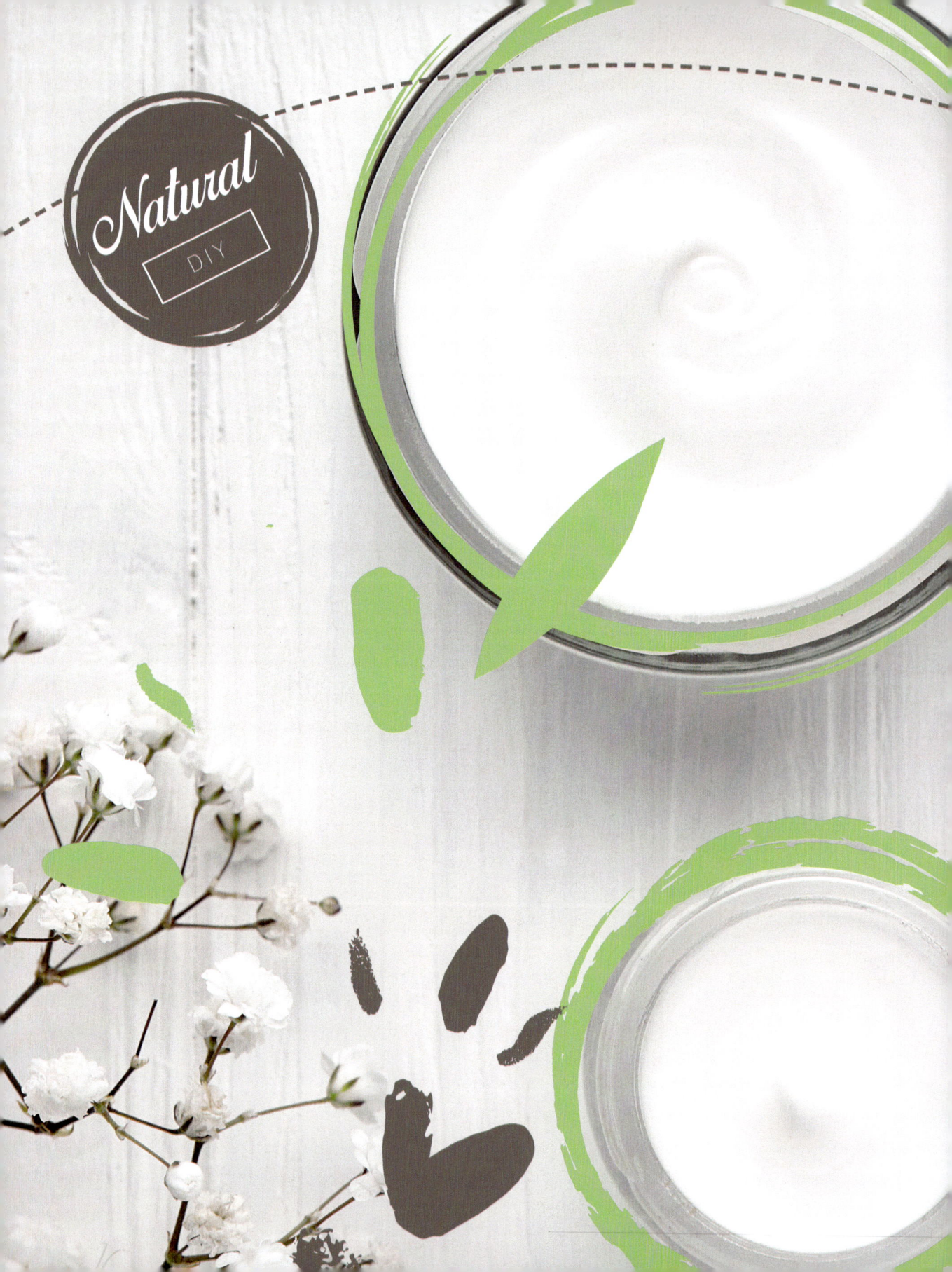

Principios básicos

Crear tus propios productos de belleza naturales es posible. Para ello solo debes saber escoger los ingredientes (aceites, plantas, frutas, esencias...) adecuados para cada ocasión, dominar unas pocas técnicas básicas para mezclarlos, emulsionarlos o diluirlos, y aprender cómo conservarlos. Hacerlo es, además, muy fácil y entretenido y solo requiere de **utensilios caseros**, por lo que puede convertirse en un pasatiempo muy gratificante. Trabajar sin las sustancias tóxicas que contienen los productos comerciales implica también trabajar en pequeñas cantidades para mantener la frescura y evitar el derroche de ingredientes.

Los enseres que necesitas los tienes en tu cocina y las técnicas son sencillas. ¡Verás qué fácil!

Ventajas de la cosmética natural

Usar cosméticos naturales no solo nos brinda ahorro económico y verdaderos beneficios para nuestro cuerpo. Lo más gratificante es que, además, promueve el consumo responsable y contribuye al desarrollo sostenible de nuestro planeta.

La naturaleza y sus activos pueden ayudar a nuestro organismo a mantener su equilibrio y rejuvenecer nuestra piel. Hasta hace unos años, la cosmética elaborada a partir de ingredientes naturales parecía destinada solo a personas con alergias o problemas cutáneos, pero sus numerosos beneficios la han llevado a generalizarse hasta el punto de que hoy existen ya muchas empresas dedicadas a esta línea de productos. La clave de su éxito radica en su gran eficacia, en la asequibilidad de los ingredientes y en la sencillez de sus técnicas, lo que la hace ideal para elaborarla también en casa. Pero, además de estas virtudes, la cosmética natural goza de otras muchas ventajas que la han convertido en una auténtica alternativa a la cosmética tradicional.

INGREDIENTES NATURALES Y VARIADOS

Uno de los factores que hacen que esta cosmética sea única es que todos sus ingredientes son naturales, orgánicos y muy fáciles de conseguir. La mayor parte de ellos puedes comprarlos en el mercado o en tiendas especializadas y algunos otros, como las plantas, puedes cultivarlos tú misma. Al cultivarse de forma natural resultan más saludables, más nutritivos y más beneficiosos para nuestro cuerpo.

COSMÉTICA PERSONALIZADA

Si elaboras tus propios productos, la cosmética natural responderá de forma efectiva a las necesidades reales de tu piel, ya sea para higienizarla, hidratarla o protegerla. Consiste, en definitiva, en una forma de adaptar tu loción o crema a tu tipo de dermis, lo que marca una gran diferencia con respecto a los cosméticos comerciales, que son más generalistas. Asimismo, al elegir tú misma los ingredientes y ser estos naturales, es mucho menos probable que produzcan alergias. Y lo que es aún más importante, como en tus elaboraciones puedes obviar los aditivos sintéticos y los conservantes y las fragancias artificiales, evitas acumular sustancias tóxicas industriales en tu organismo. La cosmética natural es muy versátil, seguro que encontrarás el producto que mejor se adapte a ti y más bienestar te proporcione.

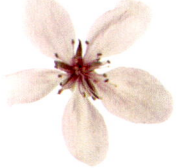

Cuida tu piel y el medio ambiente al mismo tiempo.

COSMÉTICA ECOLÓGICA

Los beneficios de la cosmética natural van más allá de mejorar tu piel y tu calidad de vida; nos invita a tomar conciencia ecológica y a asumir un consumo inteligente y responsable. Y es que más no es mejor. Usar menos cantidad de productos, sin ingredientes químicos derivados del petróleo, y reciclar los envases tiene indudables beneficios para el medio ambiente. Hacer cosmética natural implica esforzarse por reducir el impacto ecológico en cada una de las fases de su producción, desde su diseño hasta su consumo. Es una cosmética que favorece los ciclos cortos, utiliza agricultura ecológica, gestiona los recursos renovables, promueve el comercio de proximidad y minimiza la generación de residuos.

COSMÉTICA RESPONSABLE

Además de su espíritu conservacionista, la elección de una cosmética natural implica responsabilidad sobre los seres vivos. Su pilar fundamental es el respeto a la naturaleza en todos sus aspectos, condenando el maltrato animal en pruebas de seguridad, compatibilidad y estabilidad de productos y prescindiendo del uso de ingredientes de origen biológico cuya obtención involucre algún tipo de sufrimiento animal. Asimismo, es una cosmética socialmente responsable que vela por el trabajo digno de todas las personas involucradas en su producción.

En definitiva, con la cosmética natural tienes a tu alcance productos de alta calidad y gran riqueza en activos con los que, además de cuidarte, puedes preservar el medio ambiente, promover el desarrollo sostenible y dar rienda suelta a tu creatividad.

La belleza requiere un cuidado holístico

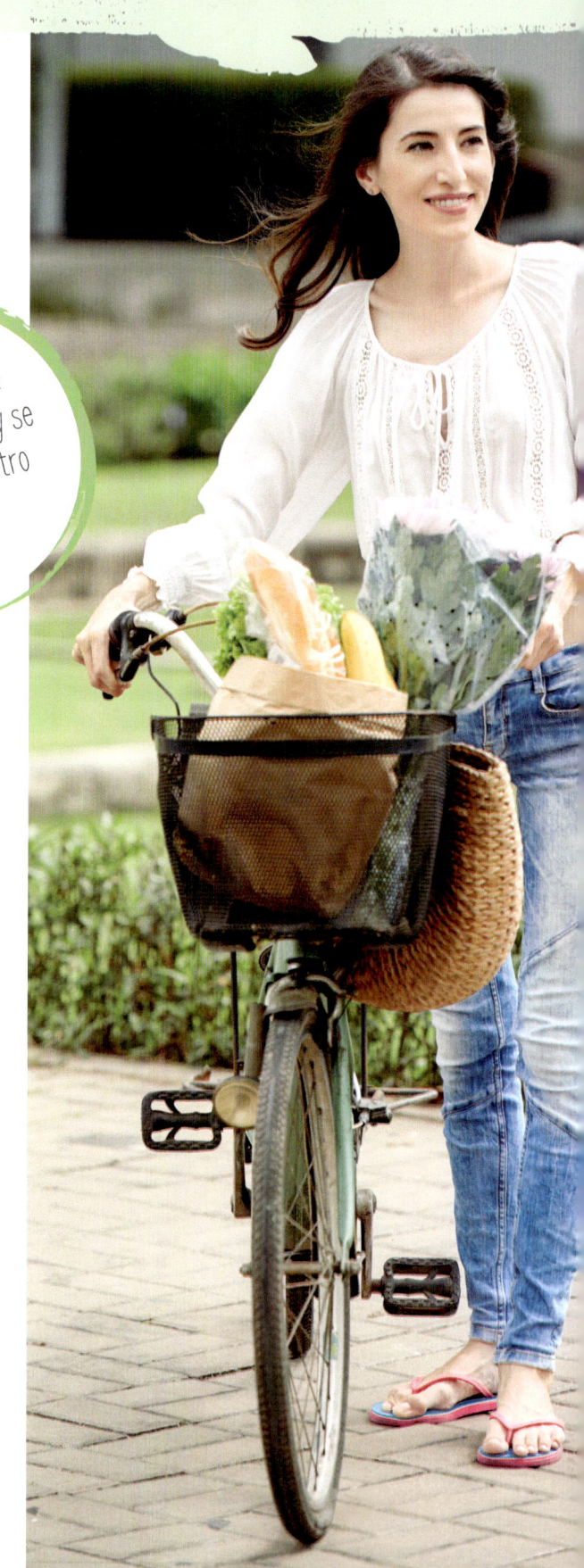

«Tu piel habla de ti». Este reclamo publicitario es muy cierto. A menudo nos olvidamos de cuidar nuestra salud como es debido, y eso se refleja en nuestro aspecto exterior. Factores como el sol, el frío, la polución, el estrés, la falta de sueño o una alimentación desequilibrada pueden hacer estragos en nuestra piel y en nuestro cabello. Por eso necesitamos cuidados básicos para mantenernos sanas y fuertes por dentro y por fuera, lo que se traducirá en un mejor estado físico, mejor ánimo y mayor felicidad. Conseguirlo es muy fácil, solo tienes que adquirir determinados hábitos diarios, como llevar una alimentación equilibrada, realizar ejercicio físico y de relajación y cuidarte con cosméticos naturales. Para que extraigas de esta práctica el máximo beneficio, es imprescindible que sepas de antemano qué tipo de piel tienes, pues no todas necesitan los mismos cuidados. Conocer las características de tu piel y de tu cabello te ayudará a elegir los productos y tratamientos más adecuados para ti.

> La belleza brota desde el interior y se refleja en nuestro exterior.

Conoce y cuida tu piel y tu cabello

Tipo de piel y cabello	Características	Cómo tratarlos
Piel y cabello normales	Es una piel en la que no se aprecian los poros. Durante la adolescencia tiende a volverse grasa, y con el paso del tiempo, a resecarse. El cabello normal es brillante, suave, ligero y fácil de peinar; la producción de sebo está perfectamente equilibrada.	Una vida y una alimentación sanas bastan para mantener el equilibrio natural de la piel normal. Evita usar mascarillas que resequen, maquillajes pesados o tónicos con alcohol. Hidrátala con una crema de día suave. Para el cabello utiliza champús naturales con activos que mantengan su vitalidad. Utiliza mascarillas con plantas ayurvédicas para mantener su brillo y fortaleza.
Piel mixta	Presenta áreas más secas, por lo general alrededor de los ojos y de la boca, así como en el cuello y las mejillas. La frente, la nariz y el mentón tienden a segregar más grasa y se pueden llegar a ver los poros.	Lo ideal es tratar cada zona por separado. Las áreas secas, a las que debes prestar mucha atención, necesitan cremas hidratantes y relipidantes, y las áreas grasas, cremas hidratantes e indicadas para pieles grasas.
Piel y cabello grasos	Esta piel segrega mucho sebo y con frecuencia se forman granos y espinillas. Tiene un aspecto firme y terso debido al tejido adiposo grueso de la hipodermis. El cutis se vuelve rápidamente lustroso y se le adhieren impurezas del medio ambiente. El cabello graso se caracteriza por una producción de sebo abundante. Se ensucia más rápido, tornándose opaco y pegajoso.	Limpia tu piel al menos dos veces al día. Usa lociones hidratantes y mascarillas para cutis grasos. Aliméntate de forma muy sana, reduciendo la ingestión de grasas, de harinas refinadas y de azúcar. Practica meditación o actividades que eviten el estrés y las tensiones. No te laves el cabello con demasiada frecuencia y utiliza champús y mascarillas con arcillas y plantas seborreguladoras.
Piel y cabello secos	Cutis muy delicado con poros muy pequeños, que se siente tirante después de lavarse con jabón. Es muy sensible a los cambios de temperatura, por lo que habitualmente presenta enrojecimiento cuando hace frío, inflamación o venillas dilatadas en las mejillas. El cabello seco es quebradizo y frágil y la producción de sebo, escasa. Suele generar caspa y presentar decoloraciones.	Límpiate el rostro con una crema aplicando un suave masaje con un disco de algodón. Usa agua tibia o lociones tonificantes sin alcohol, pero nunca agua fría del grifo. Hidrata una vez a la semana con aceites nutritivos. Utiliza mascarillas de frutas frescas, miel y aceites vegetales. Hidrata el cabello seco con sérums y mascarillas nutritivas cada semana. Consume té verde y alimentos ricos en vitaminas A, B2, B5, B6, B8, B12, en zinc y en manganeso para reponer la salud de tus cabellos.

Materiales y utensilios

Una de las grandes facilidades para elaborar tus propios cosméticos naturales es que puedes encontrar casi todos los utensilios en tu cocina. Además, como las cantidades con las que trabajarás son pequeñas, no necesitarás que sean de grandes dimensiones ni ocuparán demasiado espacio.

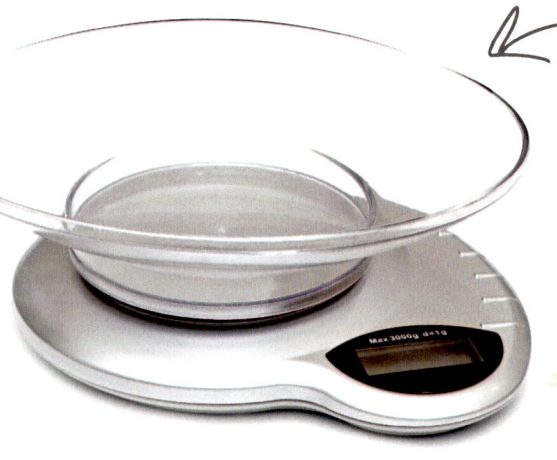

BALANZAS

Puedes usar una balanza digital de cocina para pesar cantidades mayores a un gramo; para cantidades más pequeñas es recomendable una balanza de precisión o de joyero.

TERMÓMETRO

Ya sea uno químico de varilla de vidrio, de sonda o de láser infrarrojo digital, el termómetro es imprescindible para medir las temperaturas de las emulsiones y otras elaboraciones. El más barato y preciso es el químico de varilla.

CUCHARAS DE MEDIR

Son muy útiles para medir cantidades pequeñas; puedes encontrarlas en distintos tamaños. En caso de que no las tengas a mano puedes utilizar cucharas soperas para medir 15 ml, de té para medir 5 ml y de café para medir 1,5 ml.

GOTEROS, PIPETAS Y JERINGAS

Son la mejor opción para medir aceites esenciales, extractos, conservantes y muchos activos líquidos que se dosifican en pequeñas cantidades o en gotas.

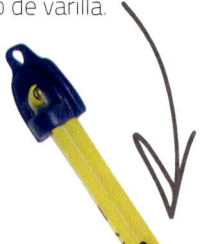

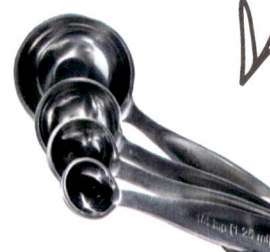

MEDIR LOS INGREDIENTES

Para facilitar la tarea de medición, los ingredientes de las recetas de este libro están expresados en gramos tanto para sólidos como para líquidos; así pues, solo necesitarás una balanza de precisión y un cuentagotas, jeringa o pipeta para medir líquidos en pequeñas cantidades. Si en algún momento tienes que adaptar las medidas de las recetas a otra unidad de cálculo, pueden resultarte útiles las siguientes conversiones:

1 ml de hidrolato/agua = 1 g
1 ml de líquido = 24 gotas
1 cápsula de vitamina E = 4 gotas

La cantidad de gotas es aproximada, pues dependerá del tamaño de apertura del gotero.

BATIDORAS

Ya sean manuales –de globo–, o eléctricas, son indispensables para mezclar las preparaciones.

CUCHARAS Y ESPÁTULAS

Las cucharas de acero inoxidable y las espátulas de silicona también son muy útiles para mezclar y medir ingredientes en pequeñas dosis.

CAZOS, CACEROLAS Y SARTENES

Puesto que muchas recetas precisan del baño maría, lo ideal es contar con una cacerola o sartén grande para llenarla con agua y poner a calentar las jarras o cuencos con los ingredientes.

JARRAS Y CUENCOS

Los mejores son los de vidrio térmico y los de acero inoxidable, que sirven tanto para hacer las mezclas como para calentarlas al baño maría. Los más útiles son los que tienen asas y una capacidad de 250 ml.

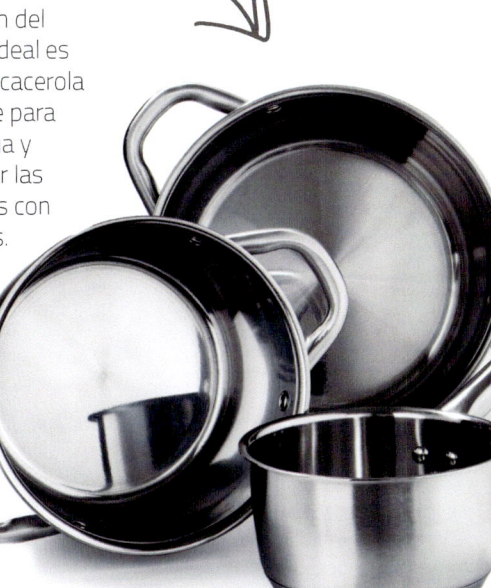

Envases para almacenar

Tan importante como disponer de los materiales básicos para crear tus elaboraciones es elegir los recipientes adecuados donde almacenarlas. Aunque los mejores son los fabricados especialmente para cosmética —como los *airless*, que mantienen la fórmula al vacío—, puedes usar envases más comunes; existe una gran variedad de ellos, tanto en tamaños como en formas y materiales, que encontrarás fácilmente: botellas, frascos y viales de cristal, recipientes metálicos o de plástico reciclable… Selecciónalos teniendo en cuenta qué tipo de cosmético vas a conservar, para que lo proteja de la contaminación de microorganismos.

Nunca olvides etiquetar correctamente los envases de tus elaboraciones. La etiqueta debe indicar el nombre del producto, sus ingredientes y las fechas de elaboración y de caducidad. Conserva tus productos en un lugar fresco, seco y oscuro, o incluso en la nevera, y fuera del alcance de los niños.

Escoge envases que sean respetuosos con el medio ambiente.

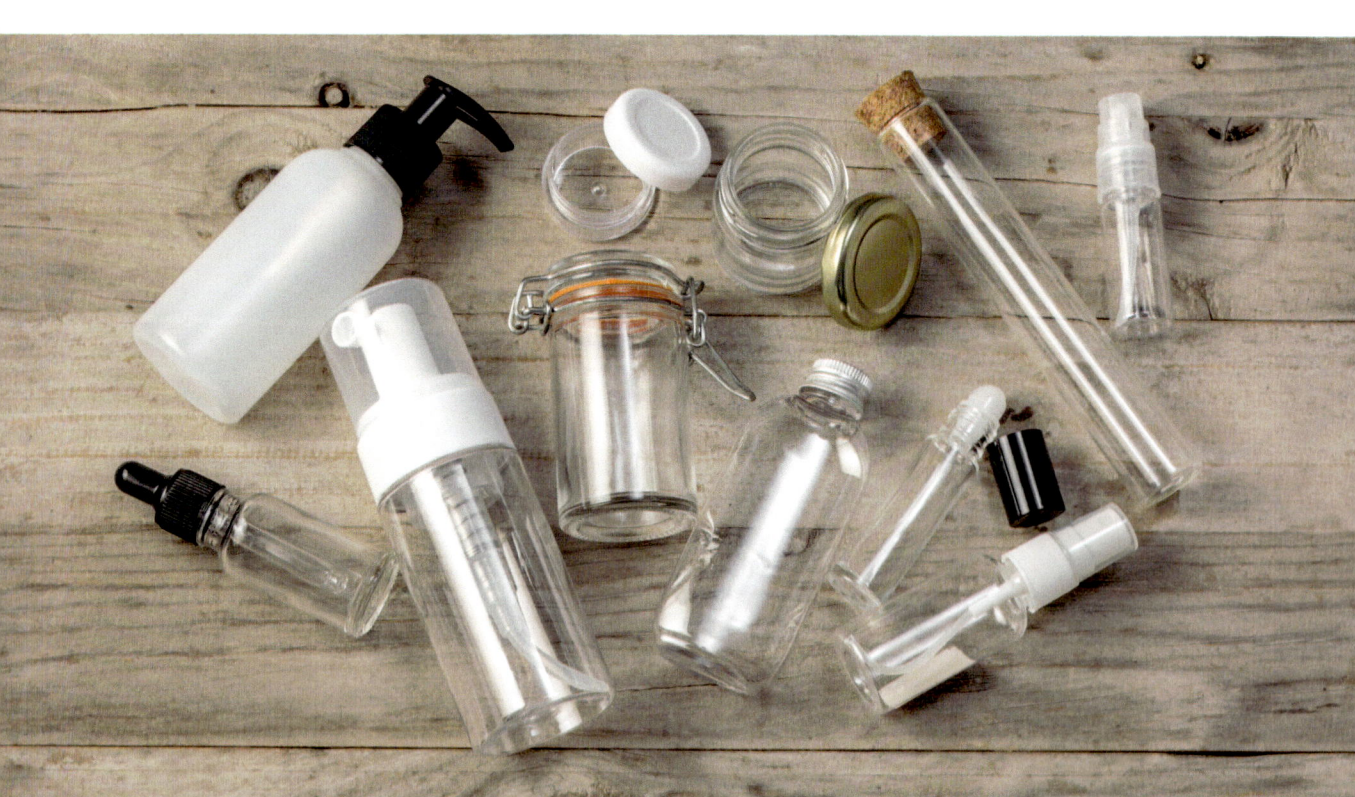

Manipulación e higiene

Antes de empezar a elaborar tus cosméticos es importante seguir unas pautas para mantener tanto tu seguridad como la de tus productos:

- Mantén limpia y ordenada la encimera de la cocina o la mesa de trabajo.
- Dispón de alcohol en gel para limpiarte las manos e higienizar los utensilios frecuentemente.
- Utiliza guantes y gafas de protección para evitar que algunos ingredientes irritantes como aceites esenciales, extractos, alcohol, fragancias… entren en contacto con tu piel o con tus ojos.
- No toques con las manos las elaboraciones y los ingredientes para no contaminarlos. Para prevenir también la contaminación cruzada, usa goteros, cucharillas y espátulas, ya sean desechables o desinfectados. Cuando tengas que envasar lociones o geles ligeros en frascos de apertura estrecha, utiliza jeringas o un embudo pequeño desinfectados con anterioridad.
- Desinfecta los utensilios y los recipientes siguiendo los pasos que te ofrecemos a continuación. Verás que es muy sencillo, pues solo tienes que llevarlos a ebullición y luego aplicar calor para secar. Puedes usar una olla a presión o una normal para hervir y el horno convencional para secar. También puedes desinfectar con alcohol de 70°.

Cómo desinfectar en casa

Gracias a la desinfección podemos eliminar las formas vegetativas microbianas, pero no las esporas ni los virus, que solo pueden eliminarse con la esterilización. Debido a la complejidad de este último proceso, en casa únicamente podrás llevar a cabo la desinfección.

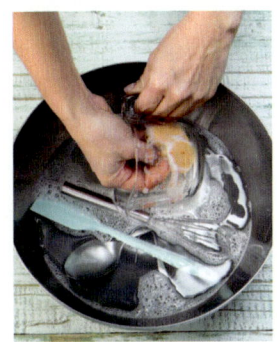

1 Lava con detergente y agua caliente todos los materiales de trabajo. Los que contengan aceite o manteca, límpialos primero con un papel absorbente para eliminar cualquier resto de grasa.

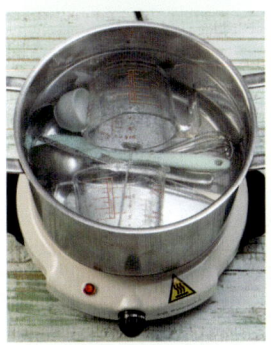

2 Coloca todos los utensilios bien enjuagados en una olla con agua y llévala a ebullición durante 10 minutos. Si pones varias jarras de vidrio, conviene que entre ellas coloques un trapo de cocina para que no se golpeen y se rompan.

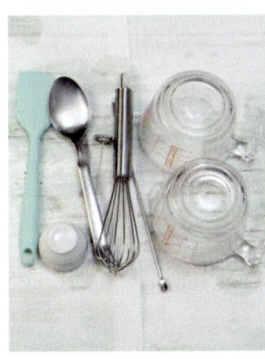

3 Una vez se haya enfriado el agua, saca los materiales de la olla y colócalos sobre papel absorbente de cocina. Aquellos que sean resistentes al calor, ponlos sobre una placa de horno y sécalos a 120°C durante 10 minutos.

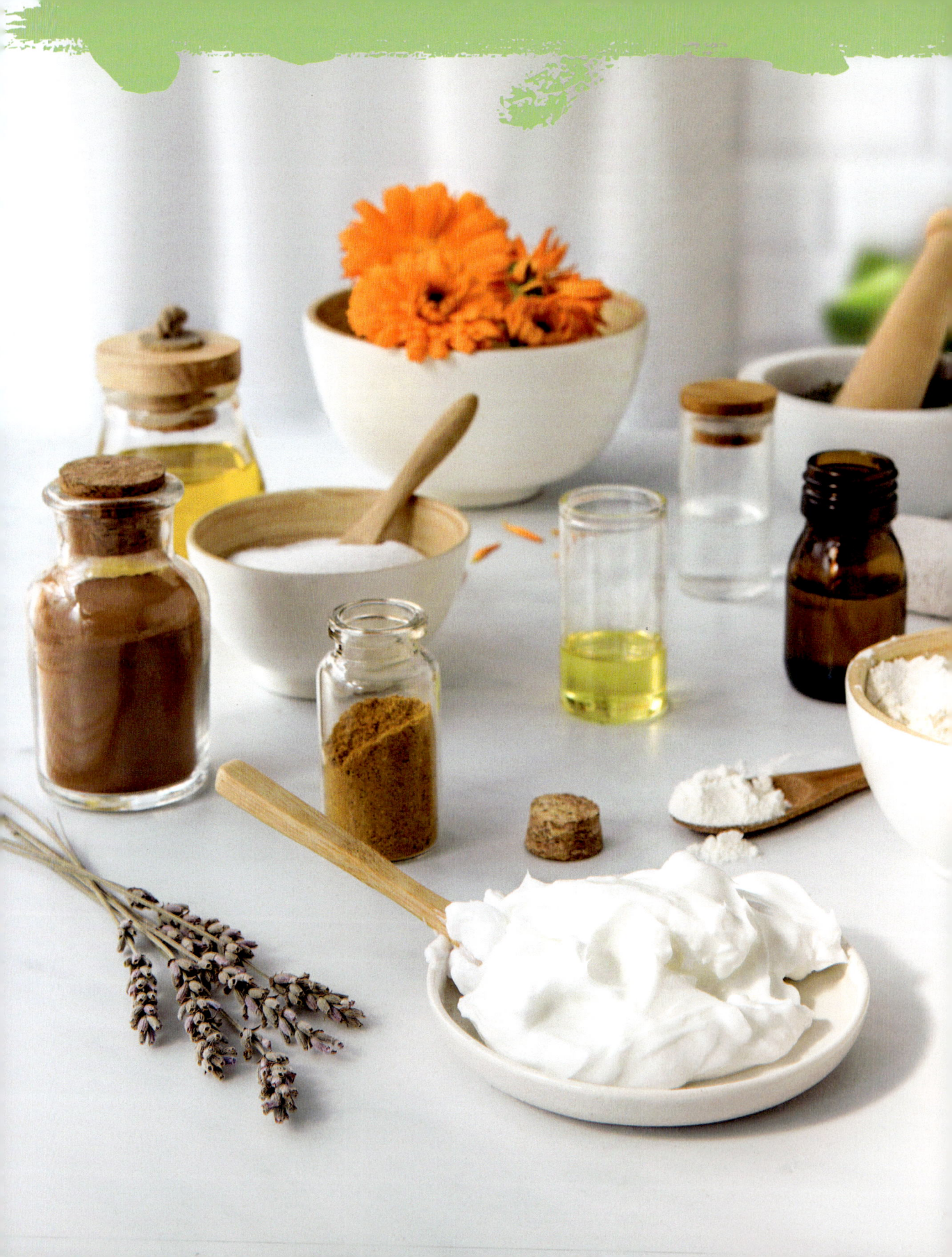

Ingredientes esenciales

La cosmética natural se caracteriza por utilizar ingredientes naturales, muy fáciles de conseguir tanto en mercados de cultivo convencional u orgánico como en tiendas especializadas. Hay una gran variedad de ellos, muchos de los cuales son tan comunes que incluso los encontrarás en tu cocina.

Lo mejor de elaborar tus propios productos de cosmética es que puedes elegir los ingredientes y seleccionarlos teniendo en cuenta tus necesidades y tus gustos. Es indispensable que sean lo más naturales posible para que hidraten y cuiden tu piel sin ponerla en riesgo con productos químicos tóxicos. Algunos de los ingredientes utilizados puedes encontrarlos en casa, como frutas, verduras frescas, azúcar, sal, aceite de oliva, miel, café, gelatina vegetal o canela, entre otros. ¿Pero qué hay de aquellos que no usamos habitualmente? Los emulgentes, los aceites esenciales y vegetales, los hidrolatos y los activos concentrados pueden resultarte menos conocidos, pero no por ello son más difíciles de conseguir. Puedes adquirirlos en tiendas especializadas en cosmética y jabonería, en herbolarios, en casas de nutricosmética y en algunos supermercados. Siempre que compres un ingrediente cosmético en una tienda especializada, solicita su ficha técnica o descárgala de su sitio web, de esta forma podrás consultar cada vez que lo necesites todos los datos referentes a la dosis, la forma de uso, la administración y la conservación del mismo. Si en algún momento tienes dudas a la hora de comprar, recuerda: usa ingredientes que sean de calidad USP (estándar de referencia que se utiliza para demostrar la identidad, la concentración, la pureza y la calidad de los ingredientes) y para uso cosmético. Para los aceites vegetales y otros ingredientes frescos que sean alimentos puedes seguir la siguiente norma: si lo puedes comer, lo puedes aplicar sobre tu piel.

TEST DE SENSIBILIDAD
Para verificar que no eres alérgico a los ingredientes de un cosmético, aplícate una pequeña cantidad en el pliegue interno del codo y espera 24 horas. Si no hay reacción, puedes usarlo. Es importante realizar esta prueba en productos para bebés.

Hidrolatos

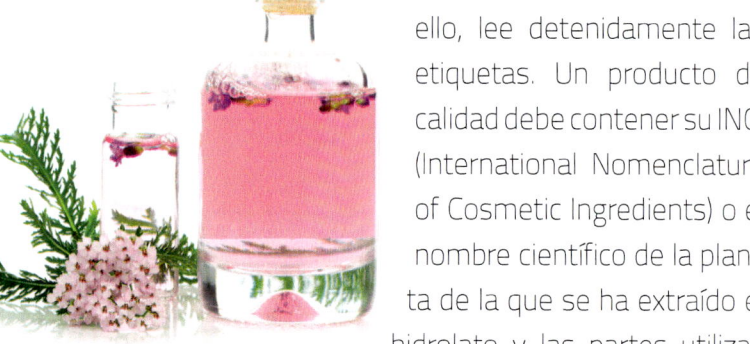

Los hidrolatos o aguas florales son aguas aromáticas que se obtienen mediante la destilación por vapor de algunas plantas. En este proceso se generan dos tipos de sustancias: un aceite volátil, llamado aceite esencial, y una sustancia acuosa, que es el hidrolato. Este es más suave que el aceite esencial porque se compone básicamente de agua, lo que lo convierte en un ingrediente apto para usarlo directamente sobre la piel y para cuidar la de toda la familia. Puedes utilizar los hidrolatos en lociones, geles, cremas, champús y jabones con distintas funciones. Las lociones refrescan, revitalizan, hidratan e iluminan la piel y fortalecen el cabello. Los geles, de textura fluida, retienen mejor la humedad porque forman una capa protectora que no tapa los poros. Incluidos en cremas, champús y jabones líquidos brindan mejor hidratación.

¿DÓNDE CONSEGUIR LOS HIDROLATOS?

Aunque puedes elaborar en casa tus propios hidrolatos, el proceso es bastante laborioso, por lo que una opción más cómoda es comprarlos en tiendas especializadas.

Asegúrate de que sean de cultivo ecológico y que, por tanto, estén libres de pesticidas y de otras sustancias tóxicas. Para ello, lee detenidamente las etiquetas. Un producto de calidad debe contener su INCI (International Nomenclature of Cosmetic Ingredients) o el nombre científico de la planta de la que se ha extraído el hidrolato y las partes utilizadas; por ejemplo, en la etiqueta del hidrolato de manzanilla romana debe indicar: *Chamaemelum nobile / flower / leaf / stem water*. Desconfía de los hidrolatos coloreados y de aquellos que indican «uso externo»; las aguas florales puras son cristalinas y se pueden ingerir.

CÓMO CONSERVARLOS

Los hidrolatos son muy propensos a contaminarse, por lo que necesitan conservantes naturales (consulta la página 39). Suelen durar entre seis meses y un año después de su apertura, y una vez abiertos deben guardarse en la nevera, en un envase pulverizador esterilizado, para poder manipularlos sin que se expongan al aire ni a los microorganismos. Si no puedes conservarlos en la nevera, guárdalos en un lugar fresco, seco y oscuro. Si observas algún cambio en su transparencia, ya sea enturbiamiento, partículas flotantes o moho, deséchalos rápidamente porque es señal de que se han contaminado.

Los mejores hidrolatos

Planta	Propiedades	Propiedades para la piel	Propiedades para el cabello
Árbol de té (*Melaleuca alternifolia*)	Antibacteriana y purificante	Piel con acné y cuidado bucal	Antipediculosis
Azahar (*Citrus aurantium*)	Antiinflamatoria y calmante. Acondicionadora e iluminadora de la piel. Regeneradora, reafirmante y refrescante	Todo tipo de pieles. Para restaurar la piel dañada y opaca. Para cuidados del bebé y para perfumes	Calmante del cuero cabelludo
Ciprés de Provenza (*Cupressus sempervirens*)	Astringente. Circulatoria y reafirmante. Seborreguladora	Piel grasa y con acné. Piel irritada. Para después del afeitado. Celulitis	Fortalecedor y protector capilar. Protege el cuero cabelludo y da brillo
Hierbabuena (*Mentha spicata*)	Antibacteriana y purificante. Antiinflamatoria y calmante. Astringente y cicatrizante. Circulatoria y refrescante	Piel grasa, piel irritada, piel con acné o espinillas. Piernas cansadas. Como desodorante y para la higiene bucal. Para perfumes	Da brillo al cabello
Lavanda de Provenza (*Lavandula angustifolia*)	Antibacteriana y purificante. Antiinflamatoria y calmante. Cicatrizante y regenerativa	Pieles mixtas y grasas. Pieles irritadas y con cuperosis (enrojecimiento)	Antipediculosis. Fortalecedor y protector capilar y del cuero cabelludo. Da brillo al cabello
Limón (*Citrus limonum*)	Antibacteriana y purificante. Astringente. Despigmentante e iluminadora de la piel. Seborreguladora y reafirmante	Piel grasa y con acné. Piel opaca. Cuidado bucal y de las uñas	Fortalecedor y protector capilar. Seborregulador
Manzanilla romana (*Chamaemelum nobile*)	Antiinflamatoria, calmante y cicatrizante. Despigmentante e iluminadora de la piel	Pieles sensibles e irritadas. Contorno de los ojos. Cuidado del bebé	Da brillo y reflejos al cabello claro
Romero verbenona (*Rosmarinus officinalis*)	Antibacteriana, purificante y seborreguladora. Antioxidante	Piel normal a grasa. Piel con problemas	Anticaspa y anticaída. Fortalecedor y protector capilar. Da brillo al cabello
Rosa damascena (*Rosa x damascena*)	Antienvejecimiento, astringente y refrescante	Piel seca. Piel sensible y madura. Pieles con cuperosis. Para perfumes	Refresca y perfuma
Salvia (*Salvia officinalis*)	Antibacteriana y purificante. Regenerativa. Seborreguladora. Antioxidante	Piel grasa, piel madura. Piel sin brillo y cansada. Como desodorante y para combatir el mal olor	Fortalecedor y protector capilar. Da brillo al cabello
Tilo (*Tilia vulgaris*)	Calmante, antiinflamatoria, descongestiva, despigmentante e iluminadora	Piel seca, opaca, cansada e irritada. Piel con eccemas, prurito, rojeces, psoriasis o dermatitis	Da brillo y fuerza al cabello. Cuida el cuero cabelludo

Aceites vegetales

Este tipo de aceites se extraen mediante el prensado de los frutos y las semillas de las plantas y se caracterizan por ser muy ricos en ácidos grasos esenciales y en vitaminas. Debido a su amplio abanico de propiedades hidratantes, nutritivas, regenerativas, calmantes, reparadoras y antienvejecimiento, son muy apreciados en cosmética, especialmente para la elaboración de emulsiones y bálsamos.

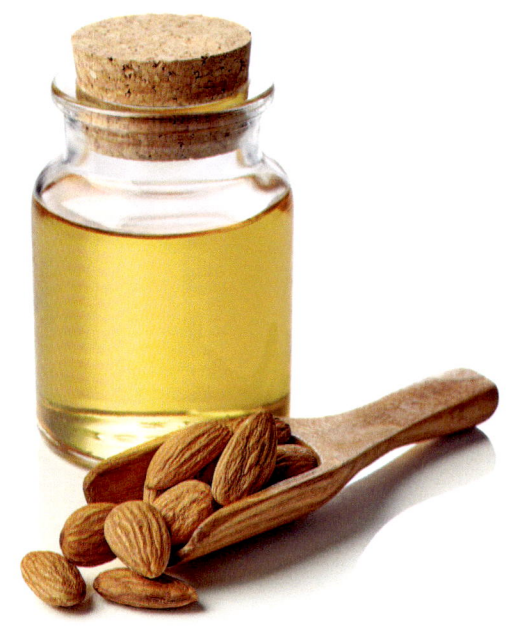

¿DÓNDE CONSEGUIR TUS ACEITES COSMÉTICOS?

Los aceites vegetales son los ingredientes más fáciles de encontrar, pues pueden usarse los destinados a la alimentación. Actualmente existe una gran variedad de aceites vegetales en los supermercados, que abarca desde los más clásicos (oliva, soja o girasol) a otros más exóticos (pepita de uva, coco, nuez, sésamo, aguacate, cártamo, canola...). Los aceites cosméticos también se pueden comprar en tiendas de dietética o herboristerías, muchos de los cuales pasan por procesos de filtración, decoloración y desodorización.

CÓMO CONSERVAR TUS ACEITES

Almacena los aceites vegetales en un lugar frío y oscuro, ya que la luz y el calor aceleran su oxidación. Conserva en la nevera los más sensibles al calor, como los de rosa mosqueta, sacha inchi, nuez, cártamo, cáñamo, argán y onagra. También puedes alargar su vida útil agregando un potente antioxidante natural, un 0,2% de vitamina E, dentro del envase del aceite después de su apertura.

¿QUÉ ACEITE ELEGIR?

A la hora de elaborar tus cosméticos debes tener en cuenta que los aceites pueden ser densos o fluidos y tener un tacto más graso o más seco según su composición de ácidos grasos. Elige los aceites para tu fórmula según tu tipo de piel o la acción que quieras conseguir en cada momento.

Elige tu aceite según tu tipo de piel y de cabello

Si tienes...	Elige uno de estos aceites
Piel normal o mixta	Arándano, avellana, cáñamo, datilero del desierto, albaricoque, jojoba, nuez, papaya, pepino, rosa mosqueta, sacha inchi, oleato de aloe vera, oleato de vainilla, oleato de zanahoria
Piel grasa	Arañuela, avellana, datilero del desierto, melón de Kalahari, nim, papaya, nuez, oleato de vainilla
Piel seca	Aguacate, almendra, arándano, babasú, cáñamo, cártamo, chufa, coco, germen de trigo, jojoba, kukui, maracuyá, oliva, karité, oleato de gardenia, oleato de zanahoria, camelia, pepita de tomate
Piel madura	Arándano, arroz, argán, babasú, cáñamo, granada, grosellero negro, lino salvaje, maracuyá, onagra, frambuesa, perilla, rosa mosqueta, higo chumbo, oleato de árnica, manteca de burití, pepita de tomate
Piel irritada o con prurito	Almendra, arándano, arañuela, arroz, laurel, germen de trigo, granada, kiwi, nuez del Brasil, grosellero negro, pepita de uva, papaya, perilla, ricino, sésamo, oleato de caléndula, oleato de gardenia, manteca de karité
Piel con acné, seborrea o espinillas	Arañuela, laurel, nim, papaya, chaulmoogra, tamanu, oleato de aloe vera
Piel con cicatrices o marcas	Almendra, arañuela, arroz, baobab, germen de trigo, laurel, kiwi, lino salvaje, macadamia, sacha inchi, tamanu, pepita de uva, perilla, camelia, oleato de aloe vera, oleato de árnica, oleato de azucena, oleato de caléndula
Cabello normal	Argán, avellana, jojoba, ricino, nuez, arándano negro
Cabello graso	Avellana, papaya, jojoba, argán
Cabello seco	Arándano negro, aguacate, almendra, oliva

Elige tu aceite según la acción que quieras conseguir

Si quieres una acción...	Elige uno de estos aceites
Suavizante	Aguacate, almendra, avellana, borraja, coco, albaricoque, lino, maracuyá, nuez, pepino, papaya, oliva, algodón, chaulmoogra, oleato de caléndula, oleato de gardenia, manteca de karité
Calmante	Espino amarillo, granada, grosellero negro, kiwi, nuez, pepino, perilla, zapote, higo chumbo, chaulmoogra, oleato de azucena, oleato de caléndula, oleato de hipérico, oleato de higo chumbo, manteca de karité
Antiinflamatoria	Granada, grosellero negro, jojoba, kiwi, kukui, nuez del Brasil, frambuesa, perilla, sacha inchi, chaulmoogra, tamanu, tangaré, oleato de árnica, oleato de caléndula, oleato de azucena, oleato de hipérico, manteca de karité
Analgésica	Oleato de hipérico, aceite de tangaré, aceite de laurel, manteca de karité
Protectora	Aguacate, almendra, arándano, arañuela, babasú, cáñamo, chufa, coco, nuez del Brasil, pepino, algodón, zapote, chaulmoogra, oleato de caléndula, oleato de gardenia, manteca de karité, oleato de monoï de Tahití
Reparadora	Arañuela, baobab, cáñamo, cártamo, granada, grosellero negro, jojoba, kiwi, kukui, maracuyá, nim, oliva, frambuesa, perilla, rosa mosqueta, sacha inchi, higo chumbo, chaulmoogra, tamanu, oleato de caléndula, manteca de karité
Purificante	Sacha inchi, chaulmoogra, tamanu, tangaré, oleato de aloe vera, oleato de caléndula
Revitalizante	Lino salvaje, onagra, pepino, pepita de uva, perilla, ricino, pepita de higo chumbo, sésamo, oleato de aloe vera, oleato de zanahoria, oleato de higo chumbo
Antienvejecimiento	Aguacate, argán, arroz, arándano, borraja, cáñamo, chufa, granada, grosellero negro, jojoba, kiwi, lino, frambuesa, tomate, perilla, pepita de uva, rosa mosqueta, pepita de higo chumbo, manteca de karité, onagra, oleato de higo chumbo
Despigmentante	Ricino, rosa mosqueta, chaulmoogra, oleato de azucena
Circulatoria	Arroz, macadamia, sacha inchi, tamanu, oleato de margarita bellis
Reafirmante	Macadamia, frambuesa, higo chumbo, oleato de caléndula, oleato de margarita bellis, oleato de monoï de Tahití, oleato de higo chumbo

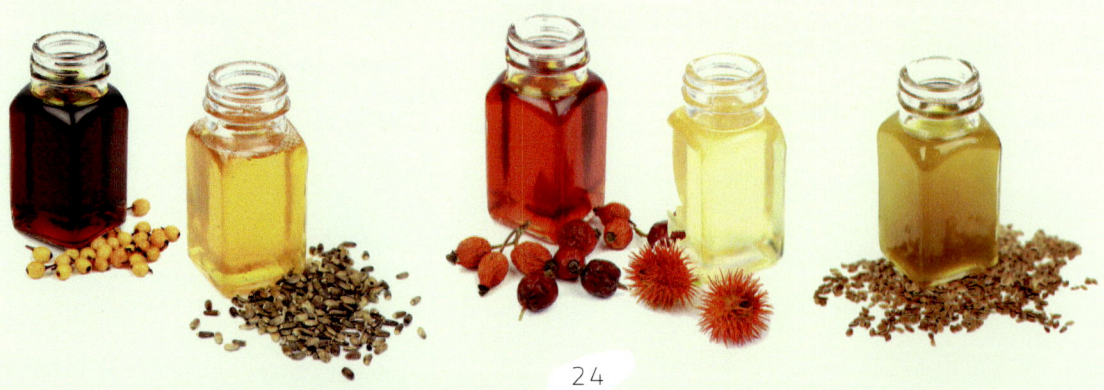

Oleatos de hierbas

Un oleato es un macerado de una planta medicinal en aceite vegetal. La planta macerada durante semanas libera en el aceite extractor sus principios activos como aceites esenciales, taninos, vitaminas y muchas más sustancias que tienen propiedades cicatrizantes, desinflamatorias, calmantes, circulatorias o regenerativas. Son ideales para la elaboración de jabones, aceites para masajes, pomadas, bálsamos y cremas.

ELEGIR LAS MEJORES PLANTAS

Las más interesantes en cosmética son las plantas que tienen propiedades para la piel y que se pueden macerar en aceite, como el aloe vera, el árnica, la caléndula, la zanahoria, el higo chumbo, el hipérico, el llantén, la vainilla, la margarita bellis, el romero, el tomillo, la salvia, la manzanilla o la lavanda. Estas pueden usarse frescas o secas. Entre los aceites utilizados como solvente extractivo destacan los de girasol, soja, cártamo y oliva.

CÓMO CONSERVAR EL OLEATO

Agrega al aceite extractor un 0,2% de vitamina E antes de poner a macerar las plantas. Una vez acabada la extracción y el filtrado del aceite, guárdalo en un frasco ámbar o topacio y almacénalo en un lugar fresco y oscuro.

Prepara tu propio oleato

Elige las plantas medicinales y los aceites que más te convengan. La proporción de planta y aceite es una parte de planta por cada cinco partes de aceite.

Ingredientes para 50 g
- 3 cucharadas de una planta medicinal fresca o seca y triturada o picada
- 15 cucharadas del aceite vegetal elegido
- 10 gotas de vitamina E

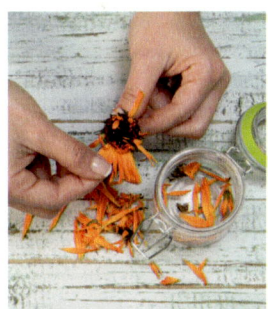

1 Corta o separa las partes de la planta que vayas a macerar (flores, hojas o tallos) y, si están secas, tritúralas bien. Mide la cantidad de planta deseada y colócala en un frasco desinfectado.

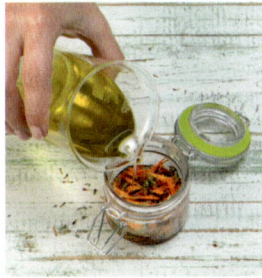

2 Agrega la vitamina E al aceite y remueve bien. Añade el aceite sobre las plantas, tapa y agita.

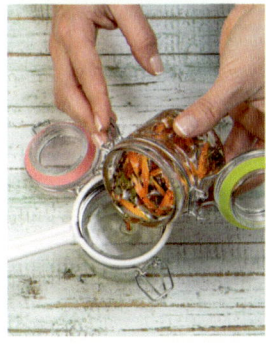

3 Coloca el frasco en un lugar soleado durante cuatro semanas. Agítalo periódicamente. Pasado ese tiempo, filtra el aceite con un colador o una gasa, almacénalo en un envase hermético de color topacio y etiquétalo.

Mantecas vegetales

Son grasas vegetales que se extraen por el prensado de frutos y semillas, y se caracterizan por tener una consistencia sólida a temperatura ambiente. Ricas en ácidos grasos saturados, fitoesteroles, antioxidantes, polifenoles, xantonas y escualeno, gozan de propiedades protectoras, cicatrizantes e hidratantes que las hacen ideales para el cuidado de pieles expuestas a climas fríos y secos. Son básicas para preparar bálsamos, barras labiales, velas de masajes y cremas.

ELIGE LA MANTECA QUE MÁS TE CONVENGA
Las mantecas vegetales pueden adquirirse tanto puras, con sus propiedades naturales intactas, como refinadas o desodorizadas (sin color, olor ni sabor), es decir, tratadas para el uso cosmético. Si deseas dotar a tus cremas de los aromas de los aceites esenciales, es recomendable utilizar las mantecas desodorizadas y refinadas, pues las mantecas sin refinar suelen tener un olor característico, a veces un poco fuerte. Aunque encontrarás en el mercado una gran variedad de ellas, estas son las más habituales:

- **Manteca de cacao** *(Theobroma cacao)*: es ideal para mejorar la elasticidad de la piel. Dado que es una manteca que tapa los poros, no es aconsejable aplicarla en el rostro diariamente.
- **Manteca de mango** *(Mangifera indica)*: es antioxidante, antifúngica y antiinflamatoria. Su contenido en taninos la dota de una textura más seca que la de otras mantecas.
- **Manteca de karité** *(Butyrospermum parkii)*: es regenerativa y calmante. Las personas con pieles muy sensibles pueden ser alérgicas a esta manteca.
- **Manteca de kokum o mangostino** *(Garcinia indica)*: tiene un alto poder antioxidante. Es antialergénica, antiinflamatoria y antibacteriana. Resulta muy adecuada para el tratamiento de eccemas y psoriasis. Da vitalidad, brillo y protección a los cabellos.
- **Manteca de illipe** *(Shorea stenoptera)*: semejante a la manteca de cacao, brinda hidratación duradera, refuerza la barrera lipídica, nutre y aporta flexibilidad y elasticidad. Calma la piel después de haber estado expuesta al sol y previene el envejecimiento prematuro y las arrugas. Es relipidante y restauradora del cabello.

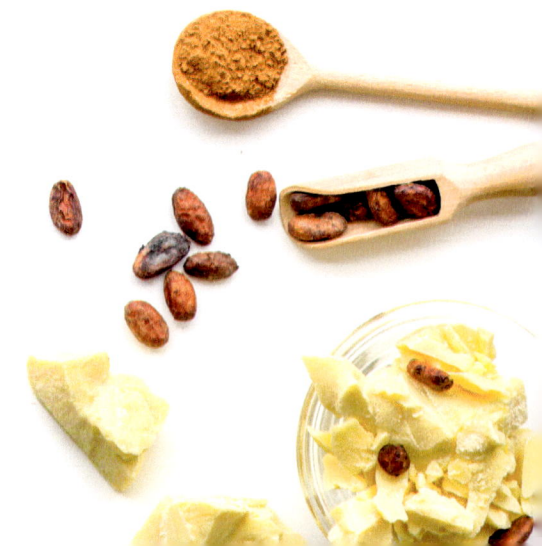

> Si la manteca está demasiado sólida y no puedes sacarla del tarro, ponla unos minutos al baño maría.

- **Manteca de tucuma** *(Astrocaryum tucuma)*: rica en carotenoides, es ideal para preparar cremas y mantecas para la piel expuesta al sol. Aporta protección contra la deshidratación y prolonga el bronceado. Repara, nutre y fortalece el cabello.
- **Manteca de murumuru** *(Astrocaryum murumuru)*: por su alta concentración en ácido láurico está indicada especialmente para el cuidado del cabello. Es penetrante, emoliente, nutritiva y restaura la hidratación. Tiene efecto antibacteriano y antiséptico.
- **Manteca de sal** *(Shorea robusta)*: ayuda a regenerar los lípidos de la piel y, por lo tanto, protege de la deshidratación. Es antioxidante y antipruriginosa, y sirve para estabilizar cremas por su alto contenido en ácido esteárico.

CÓMO CONSERVAR TUS MANTECAS
Guárdalas en un recipiente hermético en un lugar fresco, seco y oscuro, y correctamente etiquetadas; pueden durar hasta cinco años.

Cómo hacer una manteca casera

Las texturas de las mantecas naturales se pueden reproducir de forma casera y, además, dotarlas de sus propiedades. Puedes hacerlas de oleatos de hipérico o caléndula, usarlas directamente sobre la piel o como ingrediente base en muchas otras preparaciones.

Ingredientes para 50 g
- 30 g de aceite vegetal u oleato de hierbas
- 15 g de ácido esteárico
- 5 g de alcohol cetílico
- 2 gotas de vitamina E (opcional)

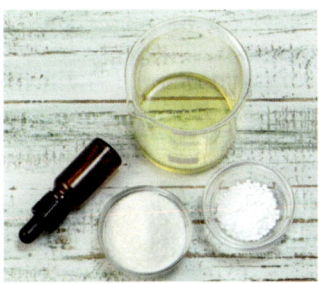

1 Pesa todos los ingredientes. Luego, pon el aceite, el ácido esteárico y el alcohol en un recipiente y caliéntalos al baño maría.

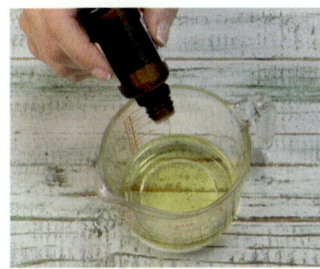

2 Una vez fundidos, espera hasta que alcancen los 75°C, retira del fuego, agrega la vitamina E y remueve.

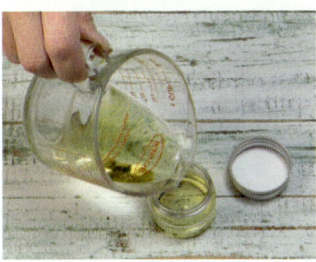

3 Envasa la manteca en un recipiente resistente al calor y espera a que se enfríe para taparlo.

Agentes de textura

Las gomas, los alcoholes grasos, las ceras y la lecitina de soja son sustancias que espesan los geles y bálsamos, estabilizan las emulsiones y, además, ayudan a retener la humedad de la piel. Las gomas son solubles en agua y los otros, en aceite; si se combinan, proporcionan una gran variedad de texturas, además de aportar propiedades beneficiosas y protectoras tanto para la piel como para el cabello.

GOMAS NATURALES
Se utilizan para hacer geles y para espesar y estabilizar fórmulas. Se pueden adquirir en herbolarios, comercios de alimentación vegetariana, mercados biológicos y tiendas especializadas. Las gomas deben hidratarse y disolverse en agua, infusiones, decocciones o hidrolatos, ya sea en frío o en caliente, y según la dosificación que se indica en la siguiente tabla:

El tipo de goma utilizada determinará la firmeza del gel.

Goma	Gelificación	Textura	Firmeza	Dosis	Compatibilidad	Usos
Arábiga	En frío	Gel semilíquido transparente	*	1-25%	Compatible con todos los conservantes	En maquillaje, estabiliza las emulsiones y tiene efecto tensor
Tragacanto	En caliente	Gel fluido ligeramente opaco	**	1-4%	Compatible con todos los conservantes	Para geles ligeros. Espesa cremas, leches, champús, geles de ducha y lociones corporales
Guar	En frío o en caliente	Gel ligeramente opaco	***	1-3%	Compatible con todos los conservantes	Para geles ligeros y dentífricos. Espesa cremas, leches, champús, geles de ducha y lociones corporales. Estabiliza emulsiones y aporta un tacto fresco y suave
Xantana	En frío o en caliente	Gel transparente	****	0,2-0,3%	Incompatible con el extracto de semilla de pomelo	Para geles transparentes con más textura. Estabiliza emulsiones y aporta un tacto fresco y suave
Agar agar	En frío	Gel semisólido ligeramente opaco	*****	0,1-3%	Incompatible con el extracto de semilla de pomelo	Para geles sólidos y parches de ojeras
Carragenina	En caliente	Gel sólido transparente	******	0,1-3%	Incompatible con el extracto de semilla de pomelo	Para geles de ducha, tanto para el cuerpo como para el cabello, y para champús

ALCOHOLES GRASOS

Son muy útiles para espesar bálsamos y mantecas, y para dar cuerpo y estabilidad a las cremas. Deben integrarse con aceite y dosificarse en función del tipo de consistencia que se desee lograr: para cremas y leches combinado con un emulsionante, agregar del 1-3%; para mascarillas capilares y cremas desenredantes del cabello, agregar del 1-5%; para bálsamos, agregar del 1-30%.

Entre los más utilizados destacan el alcohol cetílico, el cetearílico, el cetoestearílico y el cetil palmitato o esperma de ballena. Puedes adquirir estos ingredientes en droguerías y tiendas especializadas en cosmética natural.

CERAS

Son excelentes para espesar fórmulas oleosas y para prolongar la hidratación. Se extraen de plantas, flores, árboles y de las colmenas de abeja mielera, por lo que puedes encontrarlas fácilmente en tiendas especializadas o en herbolarios. Duran muchos años.

Las ceras se escogen en función de su poder filmógeno, su dureza y su punto de fusión. Para elaborar bálsamos suaves y cremas son preferibles las ceras con poder filmógeno bajo y más blandas, como las de soja y de arroz. Para formular bálsamos labiales o corporales y cremas protectoras opta por ceras de poder filmógeno intermedio, como la de abeja y la bellina. Para barras de labios y máscaras de pestañas usa las ceras de carnauba y candelilla, por su alto punto de fusión y su dureza.

LECITINA DE SOJA

Es un emulsionante natural que aumenta la estabilidad y proporciona una textura fluida y sedosa. Su alta emoliencia y su excelente afinidad con la epidermis la hace ideal para todo tipo de pieles.

Puedes adquirirla en tiendas de productos ecológicos, en supermercados y en herbolarios, pues también es un suplemento nutricional muy común. Lo único que debes tener en cuenta es que la lecitina de soja cosmética es soluble en aceite y la comestible, en agua. Si la compras a granel, guárdala de inmediato en un frasco hermético, en un lugar fresco, seco y oscuro.

Para elaborar cremas ligeras, la dosis recomendada es de un 3-5% y siempre combinada con un 3-5% de alcohol cetílico o de una cera emulgente.

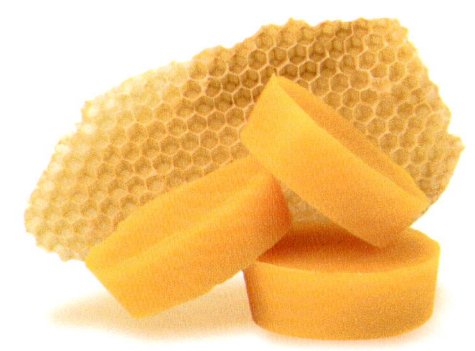

Emulgentes

Los emulgentes, también llamados emulsionantes o emulsificantes, son imprescindibles para unir dos sustancias que normalmente no se mezclan, como por ejemplo el agua y el aceite, y mantener la estabilidad de esa unión durante meses.

Antes de decidirte por un emulgente lee las fichas técnicas que te proporcione el proveedor, así podrás elegir el más adecuado para tu piel y para tu producto.

EFECTOS DE LOS EMULGENTES

Cuando añadimos un emulgente, puede ocurrir que la emulsión contenga más aceite vegetal que agua o más agua que aceite. En el primer caso obtenemos una crema W/O *(Water / Oil)*, que se caracteriza por su tacto graso y su textura rica y filmógena, lo que la hace ideal para la noche. Por el contrario, las emulsiones que tienen más agua que aceite dan lugar a una crema O/W *(Oil / Water)*, que suele usarse de día para hidratar y es apta para todo tipo de pieles. Encontrarás muchos tipos de emulgentes en las tiendas especializadas, pero estos son los más utilizados:

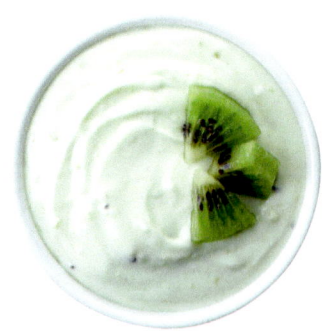

- **Polawax o cera N.º 1:** proporciona texturas untuosas, espesas y tipo *mousse*. Favorece una hidratación prolongada y la liberación gradual de los ingredientes activos. Se utiliza del 4-10%.
- **Dub Expert+:** es un emulgente muy suave apto para todo tipo de pieles; da una diversidad de texturas que abarca desde la lechosa a la espesa. Se utiliza del 5-10%.
- **Montanov:** es un emulsionante no irritante, del tipo O/W. Para la elaboración de champús y mascarillas acondicionadores de cabello se utiliza entre un 1-10%. Para cremas dermatológicas, antiacné, para pieles sensibles y protectores solares, se recomienda usar entre el 5-8%.
- **BTMS:** es una cera emulsionante acondicionadora utilizada principalmente para hacer champús, cremas acondicionadoras y mascarillas capilares. Se suele utilizar del 2-10%.

Activos cosméticos

Son los responsables de dotar al cosmético de la función para la que ha sido destinado: acondicionador, antioxidante, exfoliante... Pueden ser de origen vegetal, animal o sintético, pero, independientemente de ello, todos los que se indican en la tabla de abajo son naturales. Algunos podrás encontrarlos fácilmente en tu cocina y otros deberás comprarlos en tiendas especializadas. En estos casos, es recomendable leer atentamente las fichas técnicas del proveedor, pues cada laboratorio tiene unas dosis y formas de uso propias.

CÓMO CONSERVAR LOS ACTIVOS

Se venden generalmente en frascos pequeños y de color topacio. Guárdalos en un lugar seco, fresco y oscuro. Algunos necesitan ser conservados en la nevera, como la jalea real, la vitamina E y el propóleo. Verifica su caducidad antes de usarlos. Si recibes algún activo en bolsa, envásalo de inmediato en un frasco o bote hermético y no olvides etiquetarlo.

Acción	Activos indicados
Reparadora, hidratante, acondicionadora	Urea, escualeno, ceramida vegetal, colágeno, glicerina, leche de burra y de yegua, miel, extracto de manzana, extracto de pepino, fitoesteroles, extracto de fucus, goma de acacia, inulina, provitamina B5, proteínas de arroz, proteínas de seda líquida, extracto de seda en polvo, silicona vegetal, vitamina C
Seborreguladora, antibacteriana, purificante, antiacné	Óxido de zinc, ácido salicílico, microesferas de sílice, arcilla amarilla, arcilla blanca, savia de bambú, AHA, extracto de barba de Júpiter, extracto de propóleo, vitamina C, silicona vegetal, alga litotamo, goma de acacia, extracto de pepino, DHA natural, carbón activo, ácido hialurónico
Antiinflamatoria, calmante, cicatrizante, reparadora	Bisabolol, extracto de caléndula, extracto de malva, extracto de sangre de dragón, extracto de propóleo, miel y honeyquat, alantoína, escualeno, lanolina, leche de burra y de yegua
Antienvejecimiento, antioxidante	Coenzima Q10, ácido hialurónico, extracto de vid roja, extracto de higo chumbo, elastina, colágeno, AHA, alga chlorella, fitoesteroles, extracto de orquídea, extracto de malva, jalea real, alga espirulina, vitamina E, vitamina C
Anticelulítica, reductora	Cafeína, extracto de mate, mentol, alcanfor, extracto de piña, papaína, extracto de sauce, extracto de té verde, teobromina, trigo sarraceno, fucus, centella asiática, cola de caballo, extracto de hiedra, limón, extracto de crisalina, extracto de castaño de Indias
Acondicionadora, anticaída, fortificante capilar	Honeyquat, inulina, provitamina B5, proteínas de arroz, queratina, colágeno, extracto de maca, ácido salicílico, ceramida vegetal, proteínas de seda

Aceites esenciales

Son sustancias aromáticas volátiles no grasas que se extraen mediante la destilación de flores, hojas, tallos, cortezas, raíces, resinas, frutos y otras materias vegetales. Se utilizan para aromaterapia, en productos naturales de belleza y, por sus propiedades terapéuticas, para curar y mantener el cuerpo sano.

CONSEJOS PARA COMPRAR ACEITES ESENCIALES

A la hora de comprar aceites esenciales es importante que elijas los que sean de mayor calidad y que provengan de laboratorios de referencia, de agricultura ecológica y de recolección silvestre. Para elegirlos con garantías sigue los siguientes consejos:

- Asegúrate de que están envasados en un frasco de color topacio o azul oscuro. Los aceites esenciales son muy sensibles a la luz, por lo que desconfía si se presentan en envases transparentes, pues podrían ser falsos o estar adulterados.
- Verifica su pureza y que sean 100% naturales; este dato se indica en la etiqueta y te confirma que provienen de una agricultura ecológica o de plantas silvestres.
- Comprueba que pone el nombre científico y botánico de la planta, ya que existen especies con pequeñas diferencias botánicas pero con grandes diferencias en sus propiedades, como la familia de las mentas o los eucaliptos. Se debe indicar también la parte de la planta que se ha destilado, para saber con seguridad su acción.
- Revisa que se menciona el país de origen de la planta, ya que en función de la zona de donde proceda la especie tendrá una u otra propiedad bioquímica. No tiene la misma calidad la lavanda de la Provenza que la de Bulgaria.
- Revisa el número de lote y la fecha de caducidad, pues ambos datos proporcionan información sobre el control de calidad.

¡ATENCIÓN!

No confundas los aceites esenciales con los aceites vegetales; aunque a ambos se los llame aceites, su composición, concentración, efectos, dosis y aplicaciones son muy diferentes. Los aceites esenciales son moléculas aromáticas y los vegetales son ácidos grasos inocuos que se pueden aplicar directamente sobre la piel. Tampoco los confundas con las fragancias cosméticas, que, aunque algunas son naturales sintetizadas de aceites esenciales o de materias primas vegetales por fermentación o hidrólisis, no llegan a tener sus propiedades terapéuticas.

CÓMO USAR LOS ACEITES ESENCIALES

Aunque los aceites esenciales se conocen y se emplean de forma segura desde hace mucho tiempo, es importante usarlos con moderación y tomar todas las precauciones de uso relativas a cada uno de ellos; aquí tienes algunas pautas:

- Dilúyelos siempre antes de utilizarlos, ya que son muy concentrados y basta solo con unas gotas para obtener excelentes resultados. Verifica la dosis en cada caso.
- Mantenlos fuera del alcance de los niños y de las mascotas.
- No los apliques en niños menores de 3 años. En niños menores de 12, consulta antes con un profesional de la sanidad.
- Nunca utilices aceites esenciales en lactantes ni en personas con problemas neurológicos o de salud graves. Si estás embarazada, comprueba antes que puedes usar un determinado aceite esencial, pues algunos están contraindicados. Si tienes dudas, consulta a un médico.
- No apliques aceites esenciales directamente en los ojos, ni los incluyas en productos desmaquillantes de pestañas ni contorno de ojos.
- No apliques o rocíes aceite esencial puro en la nariz o en los oídos. Si deseas masajear las áreas externas de la oreja o la zona externa de las fosas nasales, siempre diluye el aceite esencial en aceite vegetal como te indique el profesional.

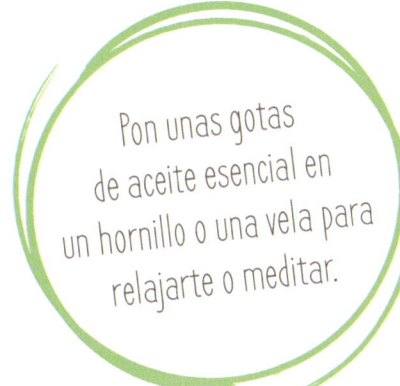

Pon unas gotas de aceite esencial en un hornillo o una vela para relajarte o meditar.

- Nunca ingieras aceite esencial, aun diluido, sin asesoramiento profesional.
- Realiza siempre una prueba de sensibilidad en el pliegue interno del codo y espera 24 horas antes de su uso; si aparece cualquier síntoma de alergia, no lo utilices.
- Si te cae accidentalmente aceite esencial puro sobre la piel, aplica aceite vegetal y luego lava con jabón.
- Evita exponerte al sol después de usar aceites esenciales de cítricos o que contengan furocumarinas, ya que esta sustancia fototóxica incrementa la sensibilidad de la piel produciendo manchas e irritación.
- Nunca uses un aceite esencial al azar. En la tabla de la página siguiente encontrarás información básica sobre los aceites esenciales más comunes. En caso de duda puedes consultar libros de referencia o buscar el consejo de un experto o profesional sanitario.

Conoce los aceites esenciales más comunes

Aceite esencial	Aplicaciones en la piel
Albahaca dulce *(Ocimum basilicum ct linalool)* *	Con acné, madura
Árbol de té *(Melaleuca alternifolia)* *	Mixta, grasa, con acné, con eccemas o irritación
Cedro del Atlas *(Cedrus atlantica sb himachaleno)* *	Normal, grasa, con eccemas o con alergia
Clavo *(Syzygium aromaticum)* *	Con micosis, herpes, parasitosis cutánea, vitiligo o forúnculos
Enebro común *(Juniperus communis)* *	Grasa, con acné, con eccemas o con alergia
Geranio bourbon *(Pelargonium graveolens bourbon)* *	Mixta, grasa, con acné, madura, con rosácea, con eccemas
Hinojo marino *(Crithmum maritimum)* *	Normal, madura
Incienso *(Boswellia carterii)* *	Seca, irritada, dañada, madura
Laurel *(Laurus nobilis)* *	Grasa, con acné, madura
Lavanda fina *(Lavandula angustifolia)* *	Mixta, grasa, con acné, atópica, con eccemas o irritación
Limón *(Citrus limon)* * **	Grasa, mixta, con acné, reactiva, con espinillas, con celulitis
Limonaria *(Cymbopogon winterianus jowitt)* *	Con acné, atópica, madura, fatigada
Manzanilla romana *(Chamaemelum nobile)*	Con acné, reactiva, atópica, irritada, fatigada
Menta piperita *(Mentha piperita)* *	Mixta, grasa, con acné, con rosácea, con eccemas, fatigada
Milenrama *(Achillea millefolium)* *	Con acné, sensible, atópica
Mirra *(Commiphora myrrha)* *	Con eccemas, con alergia, irritada o dañada
Naranja dulce *(Citrus sinensis sb limoneno)* ***	Todo tipo de pieles
Pachuli *(Pogostemon cablin)* *	Seca, mixta, con eccemas, con alergia, madura
Palmarosa *(Cymbopogon martinii motia)* *	Mixta, grasa, con acné, atópica
Petitgrain *(Citrus aurantium var. amara feuilles)* *	Normal, seca, mixta, grasa, con acné, con eccemas, con alergia, madura, fatigada
Pomelo rubí *(Citrus paradisi var. rubi)* *	Mixta, grasa, con acné
Romero *(Rosmarinus officinalis ct cineol)*	Mixta, grasa, con acné
Tomillo geraniol *(Thymus vulgaris L. geranioliferum)* *	Con tendencia acneica, con espinillas
Ylang ylang *(Cananga odorata)* *	Normal, mixta, seca, grasa, madura, fatigada, flácida

* Evitar durante el embarazo, la lactancia y en niños menores de 8 años   ** Evitar la luz solar durante las 24 horas posteriores a su aplicación

Aplicaciones en el cabello	Propiedades
añado, para puntas abiertas y para combatir la caída	Astringente, tonificante, antioxidante, calmante, analgésico, purificante
aso, antipediculosis	Astringente, tonificante, reparador, regenerante, antibacteriano
aso, para combatir la caída, antipediculosis	Anticelulítico, calmante, analgésico, antibacteriano, antimicótico
ntipediculosis	Astringente, tonificante, purificante, antibacteriano, antimicótico
eco, graso, para raíz grasa con puntas secas	Astringente, tonificante, antiinflamatorio, anticelulítico, favorece la circulación
añado, para puntas abiertas	Astringente, tonificante, antienvejecimiento, antiarrugas, reparador, seborregulador, refrescante, antibacteriano
	Anticelulítico, favorece la circulación, reafirmante, reductor, reparador
eco	Antienvejecimiento, antiarrugas y estrías, cicatrizante
añado, para puntas abiertas, raíces grasas y puntas secas y para combatir la caída	Antienvejecimiento, antiarrugas y estrías, antiinflamatorio, antiséptico, antioxidante, antibacteriano
aso, antipediculosis	Calmante, analgésico, cicatrizante, reparador, purificante, refrescante, antibacteriano, antimicótico
aso, para puntas secas, raíces grasas	Antiséptico, tonificante, antioxidante
aso	Purificante, antibacteriano, antimicótico
bellos claros	Antialérgico, antiinflamatorio, analgésico
aso	Calmante, analgésico, reafirmante, refrescante, antibacteriano, antimicótico
	Astringente, tonificante, antiinflamatorio, calmante, antibacteriano, antimicótico
uero cabelludo irritado	Antienvejecimiento, antiarrugas, antiestrías, desinfectante, calmante, reparador, purificante, antibacteriano, antimicótico
ara cabellos sin brillo ni fuerza	Astringente, tonificante
aso, para cuero cabelludo irritado, micosis, anticaída	Astringente, tonificante, antienvejecimiento, antiinflamatorio, desinfectante, anticelulítico, favorece la circulación, reparador
aso, crespo, dañado, puntas abiertas, para raíces asas con puntas secas, antipediculosis	Antienvejecimiento, antiarrugas, antiestrías, reafirmante, reparador, purificante, antibacteriano, antimicótico
ara raíces grasas con puntas secas, para combatir la ída, antipediculosis	Cicatrizante, reafirmante, reparador, antibacteriano, antimicótico
aso, para raíces grasas y puntas secas, para combatir caída	Astringente, tonificante, antiséptico, antioxidante, anticelulítico, purificante, refrescante
añado, para puntas abiertas, para combatir la caída y caspa	Astringente, tonificante, antibacteriano, antimicótico
ara combatir la caída del cabello y la caspa	Purificador, antibacteriano, antimicótico
añado, para puntas abiertas, para combatir la caída, vorece el crecimiento del cabello	Astringente, tonificante, antienvejecimiento, antiarrugas, antiestrías, reparador, seborregulador

Evitar la luz solar durante las 12 horas posteriores a su aplicación

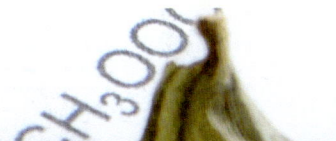

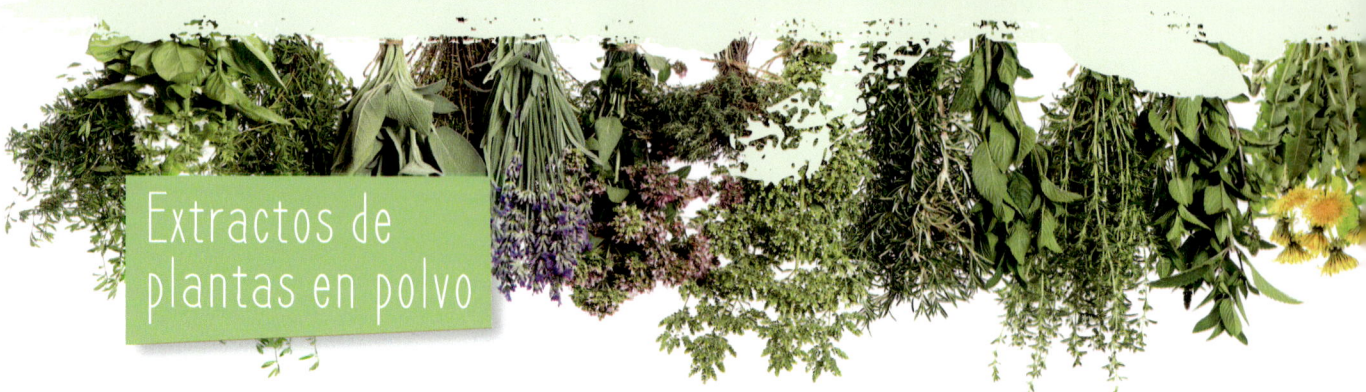

Extractos de plantas en polvo

La desecación es la forma más antigua de conservar las plantas medicinales. Al deshidratarse, las enzimas detienen su actividad y el material vegetal se conserva, pero cuando la planta se rehidrata, que es lo que ocurre cuando se usa en cosmética, las enzimas recuperan de nuevo su actividad.

DÓNDE OBTENER LAS PLANTAS

Este es uno de los ingredientes más fáciles de conseguir, pues no solo puedes comprar los polvos de las plantas o sus partes secas en la mayoría de los herbolarios, sino que puedes proveerte tú misma, en tu propio huerto, de las plantas que prefieras. Para ello solo tienes que sembrarlas, recolectar las partes que contienen el principio activo vegetal (flores, hojas, bayas…) y ponerlas a secar al aire, en la sombra, preferiblemente en una zona cálida. Debes colgarlas o ponerlas en una rejilla para que el aire las seque de forma uniforme. Nunca las envuelvas en periódicos porque la tinta es tóxica.

Una vez secas, tritúralas y guárdalas al vacío o en un envase hermético o de vidrio, en un lugar oscuro, fresco y seco, para que los activos no se oxiden.

CÓMO USAR LAS PLANTAS

Dependiendo del preparado, puedes utilizarlas en polvo o extractarlas en aceite, glicerina o alcohol, aunque lo más habitual es su infusión o decocción en agua. Puedes utilizar los polvos o las partes de las plantas para múltiples usos:

- **Colorante de cosméticos y jabones:** semillas o polvo de achiote, cúrcuma, remolacha, rosa, alga espirulina, clorofila, índigo, cáscara de nuez, raíz de rubia, henna, alkana, hibisco.
- **Purificante:** nim en polvo, nagarmotha en polvo, albahaca morada.
- **Para mantener el bronceado:** polvo de achiote.
- **Caída del cabello:** bhringaraj, amla o grosellero de la India, ginseng, bardana, ortiga, cola de caballo, fenogreco, moringa.
- **Calmante:** aloe vera, raíz de regaliz, rosa damascena, peonia, avena coloidal, ginkgo biloba, albahaca sagrada, raíz de bardana, malvavisco.

> **UN HUERTO EN CASA**
> Cultivar plantas aromáticas en tu huerto no solo te ayudará a conocerlas, valorarlas y respetarlas, sino también a romper con el estrés y la rutina.

Exfoliantes

Ya sean vegetales o minerales, estas partículas eliminan las células muertas y estimulan el crecimiento de nuevas capas de piel. Elige exfoliantes que sean naturales y biodegradables, preferiblemente de cuerpos redondeados, para que no te lastimen.

QUÉ DEBES SABER DE TUS EXFOLIANTES

- No deben ser hidrosolubles si se adicionan a un gel o a una emulsión porque el agua los disolverá.
- Deben utilizarse una o dos veces a la semana como máximo.
- Se pueden aplicar con la mano o con una esponja, para que hagan más efecto.
- No uses las bolitas o gránulos de polietileno porque no son biodegradables.
- Los exfoliantes para el rostro deben contener partículas muy pequeñas para que no lleguen a dañar la piel. Las más grandes son aptas para el cuerpo.
- Pueden agregarse en diferentes dosis, dependiendo del tipo de abrasión (suave o más profunda) que se desee obtener.
- Lo habitual es añadir una cantidad que oscila entre un 2-10%, pero, si quieres conseguir un producto con un efecto más fuerte, puedes añadirle más, teniendo en cuenta que no se descompense la fórmula.

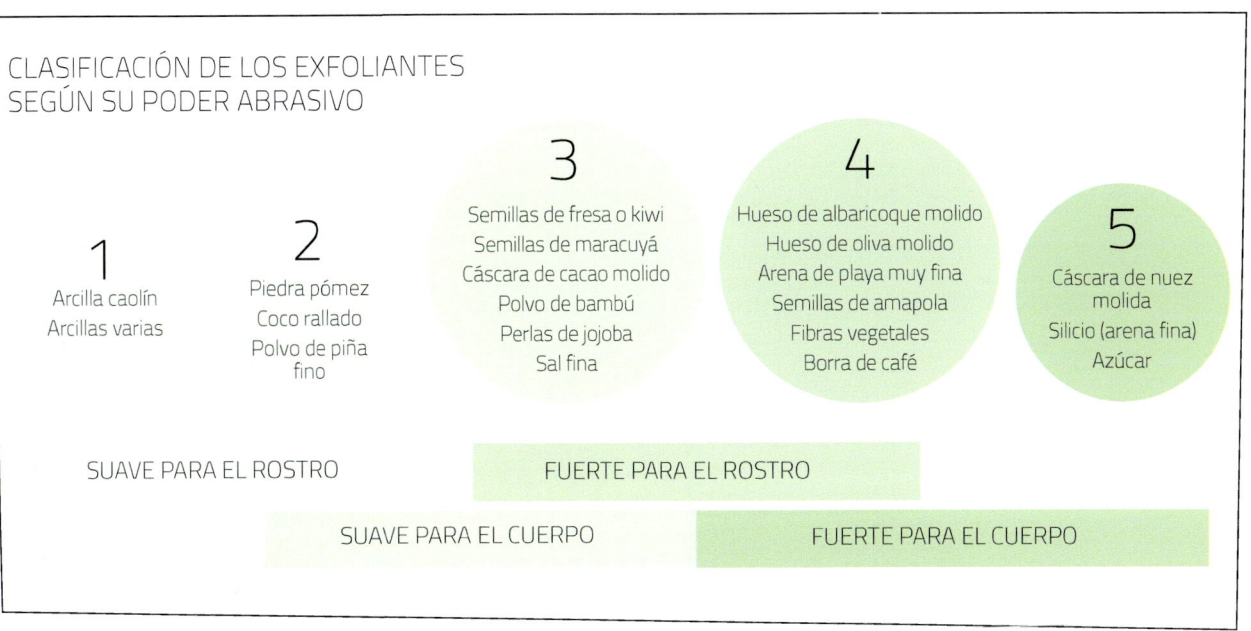

CLASIFICACIÓN DE LOS EXFOLIANTES SEGÚN SU PODER ABRASIVO

1
Arcilla caolín
Arcillas varias

2
Piedra pómez
Coco rallado
Polvo de piña fino

3
Semillas de fresa o kiwi
Semillas de maracuyá
Cáscara de cacao molido
Polvo de bambú
Perlas de jojoba
Sal fina

4
Hueso de albaricoque molido
Hueso de oliva molido
Arena de playa muy fina
Semillas de amapola
Fibras vegetales
Borra de café

5
Cáscara de nuez molida
Silicio (arena fina)
Azúcar

SUAVE PARA EL ROSTRO
FUERTE PARA EL ROSTRO
SUAVE PARA EL CUERPO
FUERTE PARA EL CUERPO

Arcillas

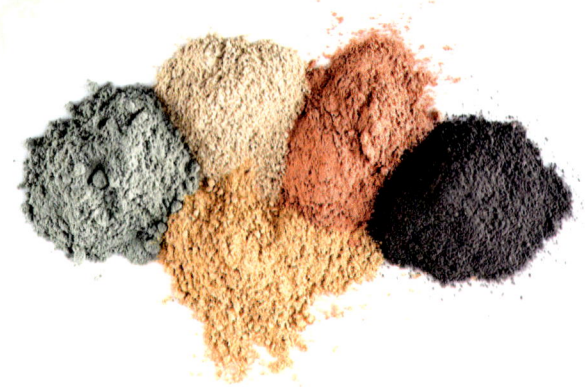

Las arcillas son tierras naturales extremadamente finas procedentes de la erosión de rocas ricas en silicato de aluminio, sílice y zinc. Su contenido en alumbre, un tipo de sulfato, las convierte en potentes desinfectantes antimicrobianas, desintoxicantes y revitalizantes, y su grano extrafino, en un suave exfoliante natural.

CÓMO ELEGIRLAS

Conseguir arcillas es bastante fácil, pues se venden en tiendas especializadas, en spas, herbolarios, droguerías, farmacias, perfumerías y algunos supermercados. Existe una arcilla para cada tipo de piel; asegúrate de comprar aquella que más se ajuste a tus necesidades y, sobre todo, que esté libre de minerales tóxicos.

- **Arcilla verde:** es muy rica en oligoelementos, lo que le confiere propiedades antisépticas, cicatrizantes, sedantes, hemostáticas, estimulantes y absorbentes de edemas e infecciones.
- **Arcilla roja:** es ideal en mascarillas que desintoxican y revitalizan la piel opaca o para teñir jabones. Se recomienda para tratar acné, abscesos, celulitis, cuperosis, eccemas, furúnculos, dolores musculares, herpes, edemas y psoriasis.
- **Arcilla blanca:** llamada caolín, es más rica en aluminio y más pobre en oligoelementos, no contiene fósforo, cloro ni zinc. Limpia los poros, absorbe el exceso de grasa y mejora la textura del jabón.
- **Arcilla amarilla:** está especialmente indicada para pieles sensibles y maduras. Rica en minerales, tiene propiedades purificantes, exfoliantes, estimulantes y tonificantes.
- **Arcilla rhassoul:** es ideal para mascarillas suaves de propiedades absorbentes, detergentes, desengrasantes, purificantes, desincrustantes y suavizantes.
- **Barros del mar Muerto:** poseen efectos relajantes, antialérgicos, calmantes, hidratantes, nutritivos y revitalizantes. Indicados para pieles con psoriasis, acné, seborrea y celulitis; atenúan los signos de expresión.
- **Lodos termales:** son eficaces para combatir el envejecimiento puesto que proporcionan magnesio, cobre y zinc; son productores de colágeno y elastina, por lo que reducen la flacidez y actúan contra las estrías y la celulitis.

Conservantes y antioxidantes

Existen en el mercado algunos ingredientes que pueden ser muy útiles para alargar la vida de tus cosméticos. Se trata de sustancias totalmente naturales que son suaves y seguras para la piel y respetuosas con el medio ambiente.

CONSERVANTES

Puedes elaborar la mayor parte de tu cosmética sin agregar conservantes ni antioxidantes siempre y cuando prepares poca cantidad del producto y sigas las pautas de manipulación, higiene y conservación anteriormente explicadas. Sin embargo, para productos que contengan agua y que vayas a utilizar en tu rutina diaria, como lociones, geles y cremas, es preferible que añadas algunos conservantes naturales para evitar que tu producto se malogre. Encontrarás en el mercado diversos conservantes naturales; el más habitual es el extracto de semilla de pomelo, un suplemento vitamínico ideal para lociones que, además de antibacteriano, es un potente antioxidante con vitamina C. Otro producto también muy utilizado para conservar emulsiones y otros productos que lleven agua es el alcohol bencílico. Este se caracteriza por tener pocas incompatibilidades con otros ingredientes. Si se utiliza como único conservante, se dosifica entre el 0,5 a 2%, pero también puede combinarse con otras sustancias antibacterianas. En emulsiones, un conservante muy usado por sus propiedades antimicrobianas es una mezcla de alcohol bencílico, ácido benzoico, ácido dehydroacetic y agua (comercialmente conocido como Geogard o Cosgard) y su dosis de uso oscila entre el 0,2-1%. Para cremas, champús y geles de ducha es ideal el leuconostoc *(Leuconostoc / Radish Root Ferment Filtrate)*, una sustancia de origen 100% natural que produce la bacteria *Leuconostoc kimchii* durante la fermentación del rábano. Su dosis oscila entre el 2-4% y puede mezclarse con otros conservantes.

ANTIOXIDANTES

El antioxidante más usado en cosmética natural es la vitamina E, pues previene la oxidación de los aceites vegetales. Es liposoluble y se utiliza en dosis que van del 0,1-0,5%. Puedes comprar vitamina E en cualquier farmacia, herbolario, supermercado o tienda de suplementos dietéticos, ya que es un medicamento de venta libre.

> **¡ATENCIÓN!**
> No todos los conservantes prolongan la vida de tus productos durante el mismo tiempo. Por ejemplo, el extracto de semilla de pomelo puede conservarlos hasta un mes, y el alcohol bencílico y el leuconostoc, hasta tres meses.

Bases de jabón

Para elaborar jabones de tocador contamos con unas bases preelaboradas, llamadas base de jabón de glicerina, listas para fundir al baño maría y moldear a tu gusto. Seguramente esta es una de las actividades que más satisfacción te proporcionará porque, además de cuidar tu piel, constituye una fuente inagotable de creatividad y una excelente forma de relajarse.

DÓNDE ADQUIRIRLAS

Son muy fáciles de conseguir en tiendas especializadas y en droguerías. Se pueden encontrar bases de jabón que contienen manteca de karité, leche de cabra, leche de burra o aloe vera, entre otros nutrientes. Además, se presentan en distintas texturas (sólida, de plastilina, de gelatina) y clases (traslúcida, semitransparente o totalmente opaca, blanca o de colores pasteles), aunque también puedes colorearlas o enriquecerlas tú misma añadiendo arcillas, flores secas, extractos de plantas, exfoliantes, miel y otros nutrientes. Estas bases están fabricadas con aceites vegetales saponificados a los que se les agregan glicerina y otros solventes.

CÓMO CONSERVARLAS ADECUADAMENTE

Debido a su alto porcentaje en glicerina, estas bases de jabón captan la humedad del ambiente, que se acumula en su superficie en forma de perlas de agua. Para protegerlas y aislarlas de la humedad, deberás conservarlas en recipientes o bolsas de cierre hermético o bien envolverlas en film transparente.

> Nunca llegues a hervir la base del jabón, pues perderá su cuerpo característico y su humedad.

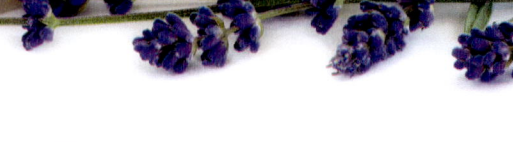

Tensoactivos

Son agentes espumantes que aportan limpieza y acondicionado y resultan muy útiles para elaborar geles de ducha, champús líquidos, pastillas de champú, lociones de limpieza facial, desmaquillantes y espumas de baño.

ELEGIR LOS MEJORES TENSOACTIVOS
Para elaborar nuestros productos de higiene caseros, contamos con tensoactivos suaves y naturales, de origen vegetal, biodegradables y que respetan el manto graso y el pH natural de nuestra piel. Puedes adquirirlos en tiendas especializadas y en droguerías, donde encontrarás una gran variedad, aunque estos que tienes a continuación son los más utilizados:

- **Sodium coco sulfato:** se obtiene del aceite de coco. Se usa para elaborar pastillas de champú y se caracteriza por producir una espuma cremosa, tipo *mousse*, muy abundante. Se usa del 10-80% en champús en barra y en pastilla, aunque se puede suavizar combinándolo con sodium cocoyl isethionate.
- **Sodium cocoyl isethionate:** se obtiene del aceite de coco. Suaviza las fórmulas de champús sólidos y proporciona una espuma cremosa y muy abundante. Se usa del 5-60% solo o combinado con sodium coco sulfato o con ácido esteárico.
- **Base suave neutra:** es una mezcla de tensoactivos suaves para elaborar champús y limpiadores faciales, geles de ducha y espumas de baño. Es transparente e incluye un conservante natural. Produce un espuma cremosa y fácil de enjuagar. Se vende lista para usar pero se le pueden agregar activos y aceites esenciales o fragancias naturales. También puede combinarse con lauril glucósido.
- **Lauril glucósido:** es una base densa de champú, que deriva del azúcar, del coco y de la palma, y que ayuda a espesar las fórmulas. Es muy adecuada para elaborar geles de ducha, jabones líquidos, champús, baños de burbujas, limpiadores faciales y jabón de manos. Es tan suave que incluso puede utilizarse para los champús de bebés y los productos de higiene íntima. Generalmente se usa entre el 2-35%, dependiendo del producto, combinada con algún otro tensoactivo.
- **Betaína de babasú:** tiene propiedades antiestáticas y acondicionadoras, especialmente para el cabello. Se utiliza para hacer geles de ducha, jabones líquidos, limpiadores faciales, acondicionadores y lociones. Debido a su suavidad, es apta para geles y champús para niños y bebés y para productos de higiene íntima. Se usa del 2-3% combinada con lauril glucósido, pues produce espuma abundante y aumenta la viscosidad. También se puede utilizar sola, en lociones micelares o en lociones de limpieza.

Productos cosméticos y métodos de elaboración

La cosmética natural dispone de una gran variedad de productos de belleza y de cuidado, como lociones, geles, exfoliantes, mascarillas, bálsamos, cremas, jabones y champús. Cada uno de ellos posee unos determinados ingredientes y unas funciones específicas, así como un método de elaboración, conservación y envasado propios.

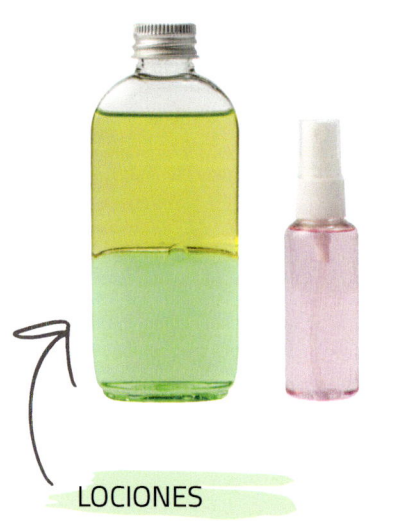

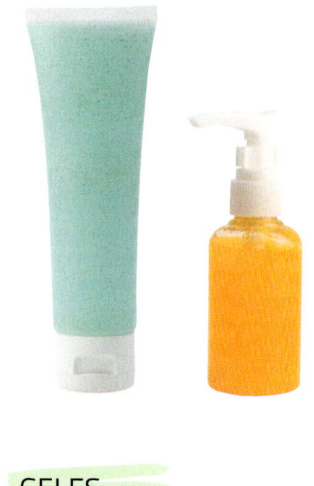

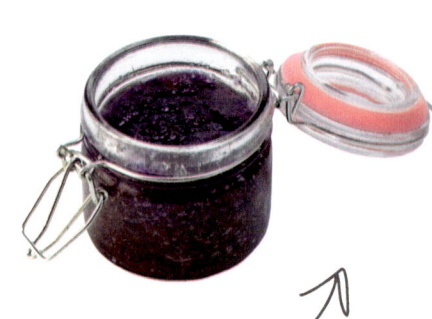

LOCIONES

También conocidos como lociones tonificantes, *mist* o brumas, son una mezcla homogénea de ingredientes líquidos acuosos y activos hidrosolubles que sirven para eliminar los restos de limpiadores, cerrar los poros, hidratar y refrescar la piel. Para conservar todas sus propiedades es aconsejable envasarlos en botellas con pulverizador o con tapón de rosca.

GELES

Son sustancias gelatinosas homogéneas que se obtienen a partir de la mezcla de hidrolatos y/o agua y goma natural. Aportan principios activos que nuestra piel absorbe rápidamente, dejando sobre ella una delgada capa filmógena y suavemente tensora. La mejor manera de usarlos es en botellas con dispensador o en tubos con tapa.

EXFOLIANTES

Estos productos se caracterizan por contener partículas vegetales o minerales ligeramente abrasivas que eliminan las células muertas del rostro y del cuerpo, acelerando su regeneración y microcirculación. Son muy fáciles de conservar, pues solo se necesitan frascos herméticos de vidrio.

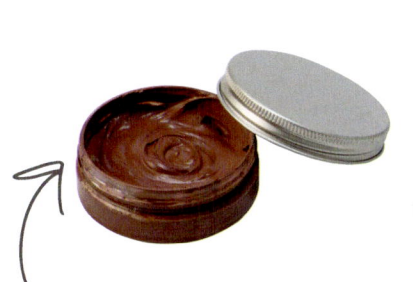
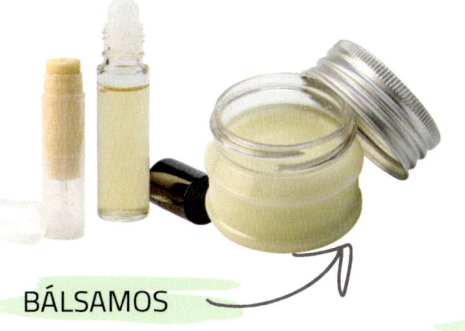
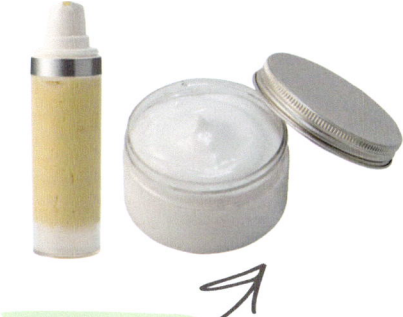

MASCARILLAS

Son preparaciones con sustancias absorbentes y purificantes, como las arcillas, o nutritivas e hidratantes, como las frutas y las verduras. Limpian, desintoxican y purifican la piel y el cabello; asimismo, regulan el exceso de sebo y nutren en profundidad. Puedes conservarlos en frascos herméticos de plástico o de vidrio.

BÁLSAMOS

Compuestos por aceite, manteca vegetal y cera, son muy utilizados para reparar, nutrir e hidratar las partes secas del cuerpo y del cabello. Son fundentes y untuosos, aunque pueden presentarse en distintas texturas, de semilíquida, como el sérum, a muy dura, como las barras de masaje. Pueden conservarse en botes de aluminio o de vidrio si son bálsamos para el cuerpo, en barras si son labiales y en *roll-on* si son sérums.

CREMAS

Existen muchos tipos de cremas con diversas funciones: proteger, regenerar, cicatrizar, calmar, hidratar, desinfectar, suavizar, reafirmar, purificar... Se conservan muy bien en botellas *airless*, pero pueden envasarse también en botellas dispensadoras plásticas o en botes de vidrio, según su textura espesa o ligera.

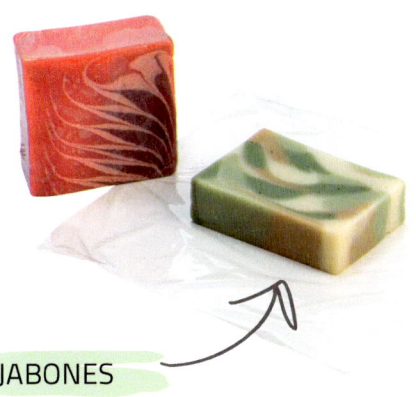
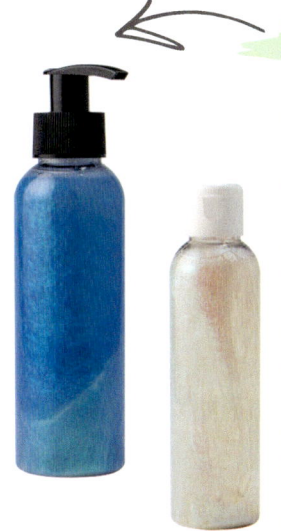

JABONES

Se trata de un tensoactivo formado por las sales de aceites y grasas, saponificados gracias a una base fuerte como la sosa cáustica. La mejor forma de conservarlos es envueltos en film transparente.

CHAMPÚS

Son productos de higiene fluidos y homogéneos que contienen agua (hidrolatos o infusiones) y un tensoactivo suave que aporta espuma y poder de limpieza. Resultan ideales para eliminar las impurezas, el sebo y las toxinas que segregan nuestra piel y cuero cabelludo. El envase clásico para conservarlos es una botella de plástico con tapón de rosca, cierre abatible o bomba dosificadora.

Lociones

Las lociones se pueden aplicar o rociar sobre el rostro, el cuerpo y el cabello para tonificar, hidratar y refrescar. Para crear una loción tonificante básica solo necesitas hidrolatos, agua mineral o destilada, o infusión de hierbas, y conservantes. Pero también puedes dotar a tus lociones de otras funciones al añadir un ingrediente básico más; así, si agregas un aceite vegetal, obtendrás una loción bifásica (con dos fases, la acuosa y la oleosa) muy útil para desmaquillar y nutrir; y si incluyes un tensoactivo muy suave, conseguirás una loción micelar o espuma desmaquillante con la que lograrás un poder de limpieza más efectivo.

> El conservante más habitual para las lociones es el extracto de semilla de pomelo por su suavidad.

Elaboración

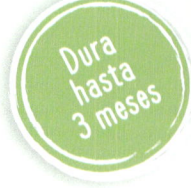

Dura hasta 3 meses

Ingredientes indispensables
- Hidrolato, agua mineral o infusión 90-99%
- Aceite vegetal (solo en lociones bifásicas) 1-49%
- Tensoactivo suave (solo en lociones micelares y espumas) 1-15%
- Conservante 0,6-1%

Ingredientes opcionales
- Activo 0-10%
- Fragancia natural 0-2%

Materiales
- Balanza de precisión y jarra
- Embudo y espátula
- Botella con pulverizador o con tapón de rosca

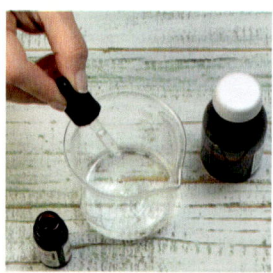

1 Pesa todos los ingredientes para ajustarlos a la cantidad que se indica en cada una de las recetas, viértelos en una jarra y remueve.

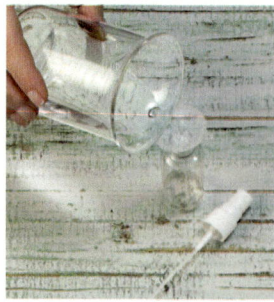

2 Introduce la mezcla en una botella con la ayuda de un embudo.

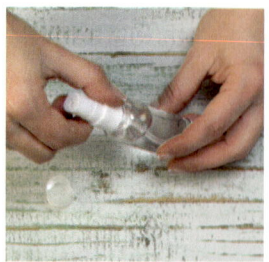

3 Cierra la botella, agítala, etiquétala y consérvala en la nevera.

Geles

Como las lociones, los geles también poseen un alto porcentaje de agua, por lo que para elaborarlos necesitarás hidrolatos, agua mineral o destilada, o infusión de hierbas, un conservante y goma natural, el ingrediente que les proporciona la textura. Así, en función de la dosis y del tipo de goma que utilices, puedes obtener geles de distintas texturas, desde semilíquidos hasta sólidos.

Al ser un producto acuoso, podrás incluir activos hidrosolubles, fragancias solubles en agua y hasta un 5% de aceites vegetales y oleatos, que, al no ser hidrosolubles, aportan una textura cremosa, rica y nutritiva aunque restan transparencia. Si incluyes aceites esenciales, debes dispersarlos en un tensoactivo para incorporarlos a las formas acuosas.

CÓMO DISOVER LAS GOMAS
Si bien las gomas se disuelven en agua, si lo haces previamente en glicerina te ayudará a obtener un gel homogéneo y sin grumos. Sin embargo este recurso no funciona con la goma guar; en este caso basta con dejarla hidratar en agua un minuto antes de batir.

Elaboración

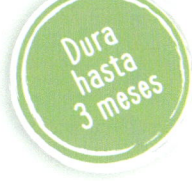
Dura hasta 3 meses

Ingredientes indispensables
- Hidrolato, agua mineral o infusión 85-97%
- Goma natural 0,2-3%
- Conservante 0,6-2%

Ingredientes opcionales
- Activo hidrosoluble 0-8%
- Aceite esencial 0-5%
- Fragancia natural 0-2%
- Aceite vegetal y oleato 0-5%

Materiales
- Balanza de precisión
- Jarra y espátula
- Batidora manual o eléctrica
- Botella con dispensador o con tapón de rosca

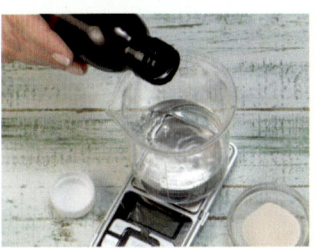

1 Pesa todos los ingredientes para ajustarlos a la cantidad que se indica en cada una de las recetas. Luego, vierte el hidrolato en una jarra.

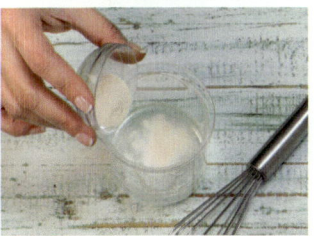

2 Agrega la goma al hidrolato y espera un minuto hasta que se hidrate. Bate enérgicamente hasta que se gelifique.

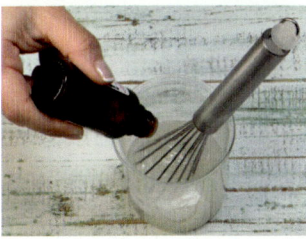

3 Añade el conservante y los ingredientes opcionales y remueve. Envasa, etiqueta y conserva en la nevera.

Exfoliantes

Según la naturaleza soluble de la partícula exfoliante, podemos elaborar exfoliantes al agua o al aceite. Por ejemplo, las partículas solubles en agua (azúcar y sal) son para bases al aceite, y las partículas insolubles (semillas o cáscaras molidas) son para bases al agua y al aceite.

Los exfoliantes más sencillos son los que llevan sal o azúcar y aceite de oliva.

Una vez escogida la base, solo tienes que añadir una partícula exfoliante (consulta la página 37 para seleccionar la que más te convenga en cada caso) y un conservante o antioxidante. El porcentaje de cada ingrediente variará en función de las sustancias adicionales y de la textura que desees conseguir.

Dura hasta 3 meses (base acuosa)
Dura hasta 6 meses (base oleosa)

Elaboración

Ingredientes indispensables para base acuosa
- Gel natural o de aloe vera 74-89%
- Partícula exfoliante 5-10%
- Conservante 0,6-2%

Ingredientes opcionales
- Aceite vegetal 0-5%
- Activo hidrosoluble 0-8%
- Fragancia natural 0-2%

Ingredientes indispensables para base oleosa
- Partícula exfoliante 66-85%
- Aceite vegetal u oleato de hierbas 15-25%
- Vitamina E 0,2%

Ingredientes opcionales
- Tensoactivo 0-11%
- Fragancia natural, aceite esencial 0-2%

Materiales
- Balanza de precisión
- Bol
- Espátula
- Frasco hermético

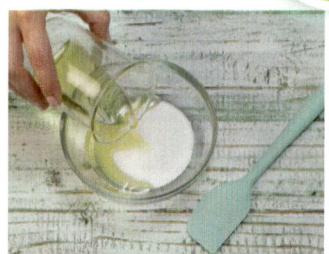

1 Pesa todos los ingredientes. Luego, pon los exfoliantes, el aceite vegetal y la vitamina E en un bol y remueve.

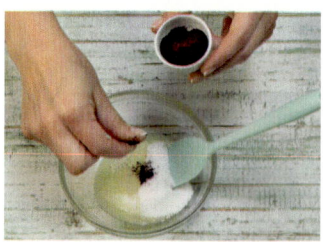

2 Agrega los ingredientes opcionales y vuelve a remover.

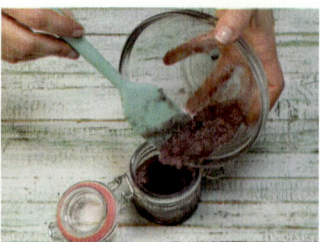

3 Envasa en un frasco hermético, etiqueta y conserva en un lugar fresco, seco y oscuro.

Mascarillas

Las arcillas son el ingrediente más habitual para elaborar mascarillas, pero también puedes hacerlas con frutas frescas, miel, avena, yogur, geles frescos, extractos de plantas en polvo, zumo de frutas, aceites vegetales o hidrolatos. En estos casos, como los vegetales frescos actúan desde su poder enzimático, lo ideal es preparar la mascarilla justo antes de utilizarla y en pequeña cantidad para una sola aplicación.

Aplícala en el rostro limpio y húmedo con un pincel o con los dedos, evitando la zona de los ojos y de los labios. Las mascarillas deben dejarse actuar entre 5-30 minutos. Cuando se empiezan a secar y notas que la piel está tensa, se han de enjuagar con agua tibia.

También puedes usar mascarillas para el cabello. En estos casos puedes encontrar mascarillas para antes y para después del lavado. Déjalas actuar entre 5-20 minutos y luego enjuaga con agua tibia.

> **PERSONALIZA TU MASCARILLA**
> Puedes dotar a tu mascarilla de capacidad exfoliante agregando a tu preparación cáscara de nuez o hueso de oliva en polvo.

Elaboración

Ingredientes indispensables
- Arcilla 58%
- Hidrolato, agua mineral o destilada, o infusión 34%

Ingredientes opcionales
- Conservante 0,6-2%
- Aceite vegetal 5-6%
- Vitamina E 0,2%

Materiales
- Balanza de precisión
- Bol
- Cuchara
- Frasco hermético

Con conservantes dura hasta 3 meses

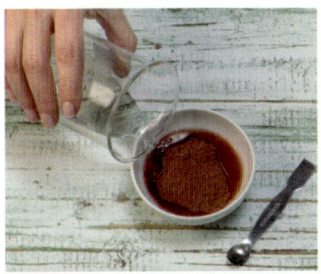

1 Pesa todos los ingredientes para ajustarlos a la cantidad que se indica en cada una de las recetas. Luego, pon la arcilla en un bol, vierte el hidrolato y remueve.

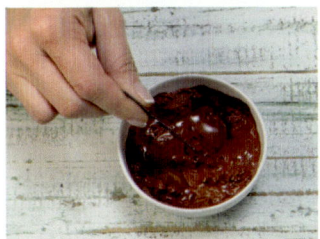

2 Añade los ingredientes opcionales y remuévelos bien.

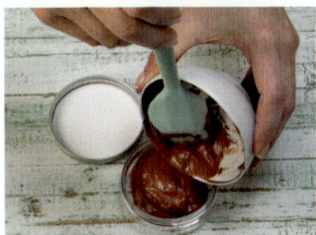

3 Envasa en un frasco hermético, etiqueta y conserva en un lugar fresco, seco y oscuro.

Bálsamos o mantecas

Los bálsamos son óptimos para reparar e hidratar las partes secas del cuerpo y del cabello. Dado su alto contenido en ácidos grasos, están especialmente indicados para hidratar pieles resecas, agrietadas y dañadas por climas secos y fríos. Pueden presentarse en una gran variedad de formas y texturas; las más sólidas, como las barras de masaje, son ideales para relajar y descontracturar. Para hidratar y dar brillo a tus labios puedes crear bálsamos blandos en tarritos y duros en barra.

Lo más importante de estos productos es conocer el punto de fusión de la cera, especialmente en la elaboración de barras labiales, donde se requiere resistencia al calor pero también una sensación fundente agradable sobre los labios.

MANTECAS BATIDAS

Si quieres elaborar una manteca con una textura de nata montada, calienta solo las mantecas hasta que se fundan, retíralas del fuego, añade los aceites vegetales, remueve e introduce en el congelador hasta que los bordes de la mezcla se hayan solidificado. Luego retira del frío, bate hasta que se monte la manteca, agrega los ingredientes opcionales y vuelve a batir.

Elaboración

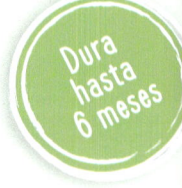

Dura hasta 6 meses

Ingredientes indispensables
- Aceite vegetal y/o oleato 30-50% (corporal); 50-80% (labial)
- Manteca vegetal 40-70% (corporal)
- Vitamina E 0,2%
- Cera de abeja 5-40%

Ingredientes opcionales
- Aceite esencial o fragancia 0-5% (corporal); 0-0,2% (labial)
- Activo liposoluble 0-8%
- Manteca vegetal 0-90% (labial)
- Micas, pigmentos, ocres 0,1-0,2% (solo en el labial)

Materiales
- Balanza de precisión y espátula de silicona
- Jarra y olla para el baño maría
- Envase para conservar el bálsamo

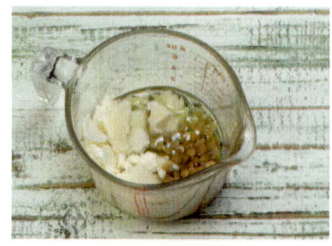

1 Pesa todos los ingredientes para ajustarlos a la cantidad que se indica en cada receta. Luego, pon en una jarra las mantecas, los aceites y las ceras.

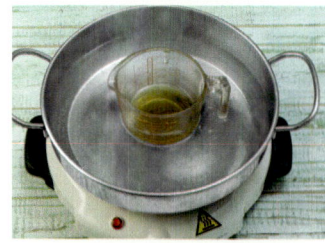

2 Caliéntalos al baño maría y, una vez fundidos, retíralos del fuego. Agrega la vitamina E y los ingredientes opcionales y remueve.

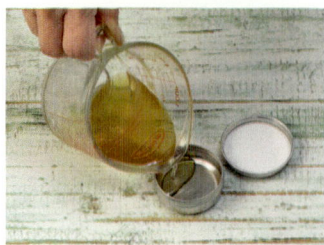

3 Vierte el bálsamo dentro de un envase adecuado y deja solidificar antes de usar. Etiqueta y conserva en un lugar fresco, seco y oscuro.

Cremas o emulsiones

Una crema contiene básicamente agua (mineral o destilada, hidrolatos o infusiones de hierbas), aceites o mantecas vegetales y un emulgente, que es el que permite que se mezclen el agua y el aceite. Opcionalmente pueden incluirse otros ingredientes activos o aditivos (conservantes), que deberán agregarse al final de la preparación, cuando la crema esté estabilizada. Con este método de elaboración se pueden preparar todo tipo de cremas o linimentos para el rostro y el cuerpo y mascarillas y acondicionadores para el cabello.

Dura hasta 3 meses

Elaboración

Ingredientes indispensables para una crema de día
- Hidrolato, agua mineral o destilada, o infusión 50-95%
- Aceite vegetal, oleato y/o manteca 1-30%
- Emulgente aceite en agua O/W 3-10%

Ingredientes opcionales
- Cera vegetal 0-5%
- Goma vegetal 0-2%
- Activo 0-8%
- Conservante 0,6-2%
- Aceite esencial y/o fragancia 0-2%

Materiales
- Balanza de precisión, termómetro y 2 jarras
- Batidor manual o minibatidor eléctrico
- Olla para el baño maría y envase para conservar cremas

> **MÉTODO ONE POT**
> Si usas el emulgente Dub Expert+ puedes hacer la crema sin tener que separar los ingredientes oleosos y acuosos. Así puedes poner todos los ingredientes indispensables en una jarra, calentarlos al baño maría hasta que alcancen los 75°C, batirlos y finalizar como en el paso 3.

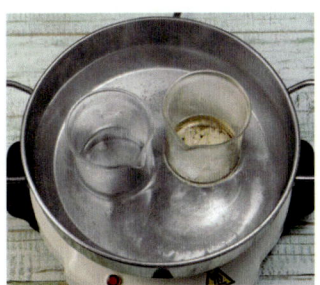

1. Pesa los ingredientes acuosos y colócalos en una jarra, y pesa los aceites y emulgentes y ponlos en otra jarra. Calienta las dos jarras al baño maría hasta que alcancen los 75°C.

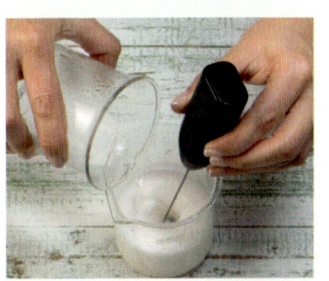

2. Cuando todo esté a la misma temperatura retira del fuego y vierte, mientras bates, los ingredientes acuosos sobre los oleosos. Sigue batiendo hasta obtener una mezcla estable.

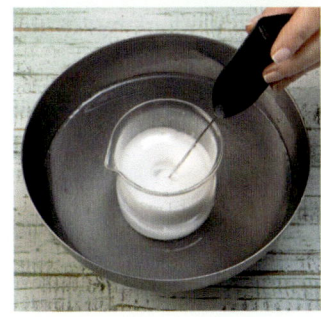

3. Pon la jarra con la crema en agua fría y bate hasta que la temperatura descienda a 35°C. Agrega los ingredientes opcionales y bate. Envasa, etiqueta y, si no es de un solo uso, conserva en un lugar fresco, seco y oscuro.

Jabones

Existen muchas posibilidades a la hora de elaborar jabones artesanales, ya sea por la variedad de funciones como por la diversidad de ingredientes: infinidad de activos, extractos de plantas, aceites y mantecas, polvos de hierbas, partículas exfoliantes, frutas trituradas, miel, leche en polvo, avena, arcillas, chocolate, café, pétalos, hierbas, pigmentos, colorantes, yogur...

No utilices trozos de frutas, verduras, plantas o flores frescas sin escurrir, pues se oxidarán y se descompondrán por la acción de enzimas y microorganismos. Puedes agregar hasta un 5% de cualquier aditivo natural triturado en puré o en polvo. Si añades activos y extractos de plantas, guíate por la dosis recomendada por el fabricante. En cuanto a los aceites esenciales y las fragancias, agrega hasta un máximo del 5% en jabones para el cuerpo y un máximo del 2% en jabones para el rostro.

Todas las sustancias opcionales deberán incluirse en el momento en el que el jabón esté recién fundido para luego poder verterlo en el molde.

> Si se formara espuma al preparar el champú, pulveriza la mezcla con alcohol de 96° para eliminarla.

Elaboración

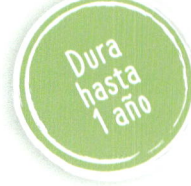

Dura hasta 1 año

Ingredientes indispensables
- Base de jabón de glicerina 95-99%
- Fragancia o aceite esencial 0,5-5%
- Colorantes, pigmentos o micas 0,01-0,5%

Ingredientes opcionales
- Polvo de plantas 0-5%
- Arcilla 0-2%
- Activo 0-2%
- Aceite vegetal y manteca 0-1%

Materiales
- Tabla de picar, cuchillo, espátula y molde de silicona
- Jarra, olla para el baño maría y termómetro
- Film transparente o envase hermético

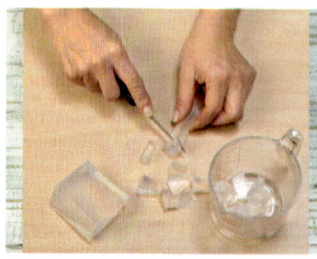

1. Trocea la base de jabón en cubos y caliéntala al baño maría hasta que se funda procurando no exceder los 65°C para que no se deshidrate.

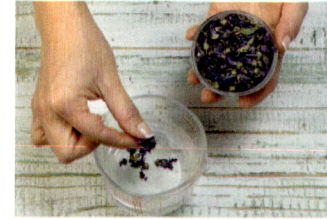

2. Una vez derretida, retírala del fuego y agrega los ingredientes opcionales. Remueve suavemente sin llegar a batir.

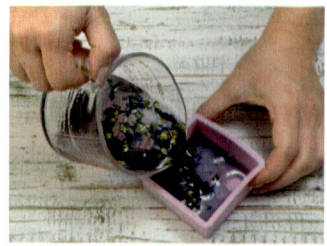

3. Vierte en un molde de silicona y, cuando se haya solidificado, desmolda y córtalo. Conserva en film transparente en un lugar fresco y oscuro.

Champús

Los productos de lavado de cabello se elaboran exclusivamente con ingredientes solubles en agua como hidrolatos o aguas florales, por lo que es indispensable agregar un conservante para evitar el desarrollo de microorganismos. Además de los clásicos champús líquidos también puedes elaborar champús sólidos en pastillas que duran hasta 80 lavados.

Dura hasta 3 meses

Elaboración

Ingredientes indispensables
- Tensoactivo 30-70%
- Hidrolato, agua mineral o destilada, o infusión 20-60%
- Conservante 0,6-4%

Ingredientes opcionales
- Activo 0-8%
- Aceite esencial y fragancia liposoluble 0-0,7%

Materiales
- Balanza de precisión
- Bol
- Espátula o cuchara
- Botella para champús
- Embudo

¡ATENCIÓN!
Si utilizas, como conservante, alcohol bencílico, agrégalo siempre a la mezcla antes de envasar, pues es incompatible con algunos envases de plástico polietileno.

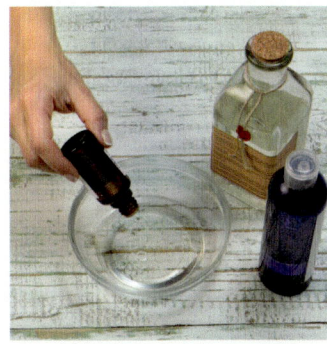

1 Pesa todos los ingredientes para ajustarlos a la cantidad que se indica en cada receta. Luego, pon en un bol el tensoactivo, los aceites esenciales o fragancias liposolubles, y remueve hasta que se integren bien.

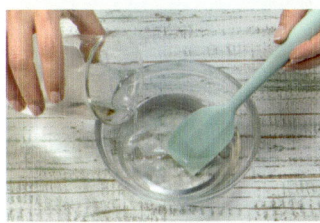

2 Agrega el agua, el hidrolato o la infusión de hierbas filtrada y remueve suavemente hasta homogenizar.

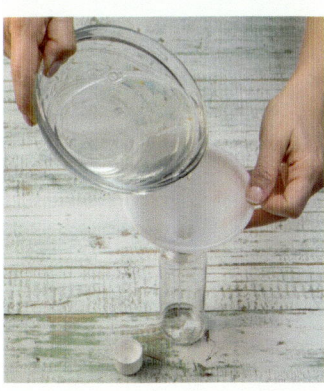

3 Añade el conservante y los activos capilares. Remueve sin llegar a batir para que no se forme espuma. Luego, con la ayuda de un embudo, vierte el champú en un envase y conserva en un lugar fresco, seco y oscuro.

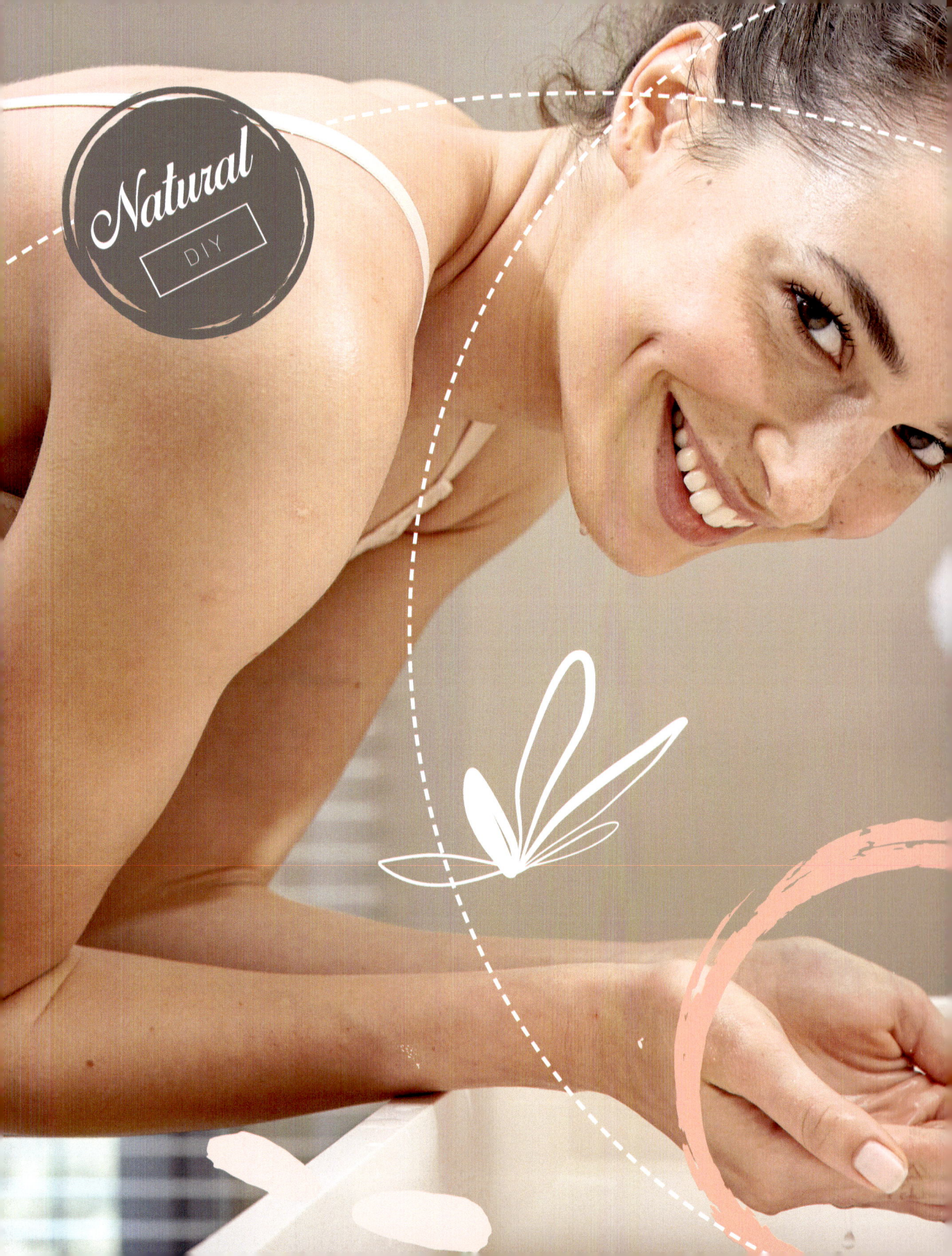

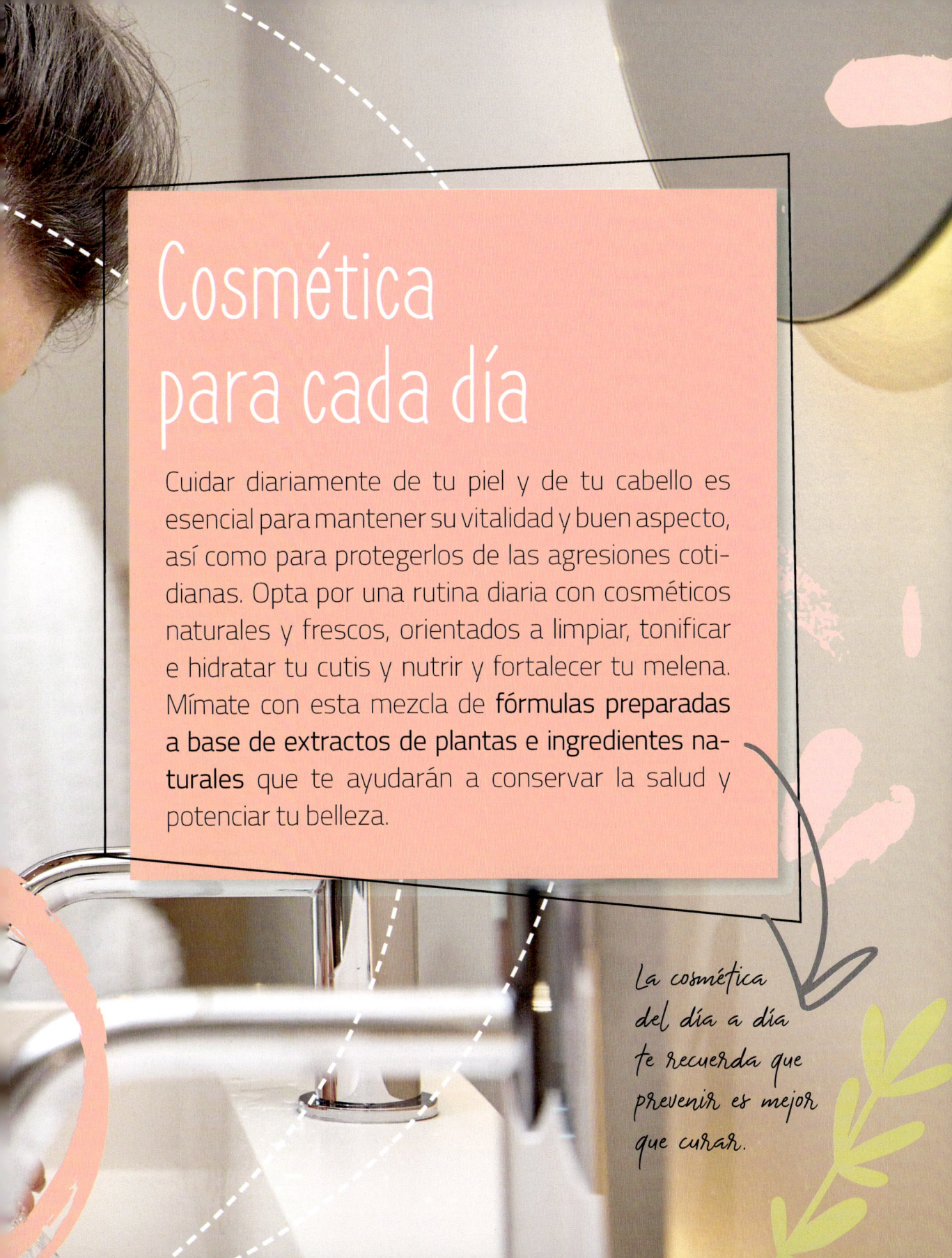

Cosmética para cada día

Cuidar diariamente de tu piel y de tu cabello es esencial para mantener su vitalidad y buen aspecto, así como para protegerlos de las agresiones cotidianas. Opta por una rutina diaria con cosméticos naturales y frescos, orientados a limpiar, tonificar e hidratar tu cutis y nutrir y fortalecer tu melena. Mímate con esta mezcla de **fórmulas preparadas a base de extractos de plantas e ingredientes naturales** que te ayudarán a conservar la salud y potenciar tu belleza.

La cosmética del día a día te recuerda que prevenir es mejor que curar.

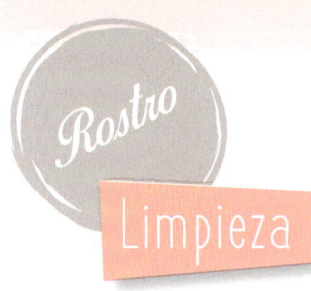

Rostro — Limpieza

LOCIÓN BIFÁSICA DE LAVANDA Y CÁÑAMO

Tanto la lavanda como el aceite de cáñamo son ideales para las pieles normales. El de cáñamo es un aceite seco que penetra muy rápidamente en la piel y está considerado como el más nutritivo de los aceites cosméticos. Esta loción puedes usarla como limpiadora facial y como desmaquillante de ojos.

Ingredientes para 50 g
- 25 g de hidrolato de lavanda de Provenza
- 25 g de aceite vegetal de cáñamo
- 10 gotas de extracto de semilla de pomelo
- 2 gotas de vitamina E

Elaboración
- Pon todos los ingredientes en un recipiente y remueve.
- Introduce la mezcla en una botella, tapa y agita.

Uso y conservación
Aplica con un disco de algodón; no necesita enjuague. Conserva en la nevera; dura hasta un mes.

PARA RELAJARTE

El aceite de cáñamo es ideal para realizar masajes por sus propiedades calmantes y antiinflamatorias.

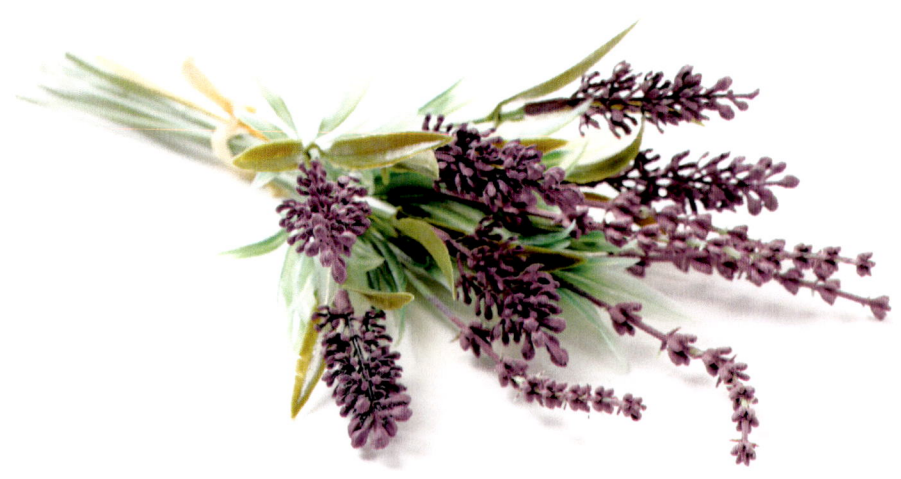

LINIMENTO DE JOJOBA Y PEPITA DE UVA

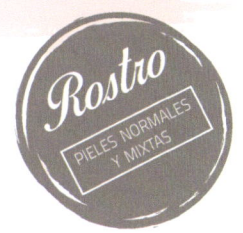

Esta elaboración te servirá para limpiar tu piel de impurezas y dejarla higienizada e hidratada. El agua de cal es antibacteriana y antiséptica, y el aceite de jojoba tiene propiedades calmantes, antiinflamatorias, reparadoras y seborreguladoras. Por su lado, el aceite de pepita de uva previene el envejecimiento cutáneo, hidrata y suaviza, y también es seborregulador y ligeramente astringente.

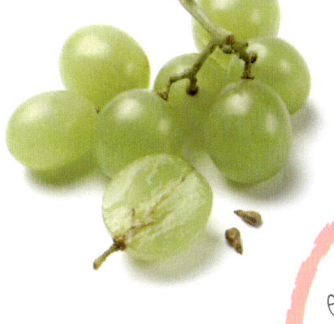

Si sustituyes estos aceites por el de caléndula, puedes usar este producto para la higiene de tu bebé.

Ingredientes para 100 g
- 49 g de agua de cal
- 29 g de aceite vegetal de jojoba
- 20 g de aceite vegetal de pepita de uva
- 2 g de cera de abeja Bio

Elaboración
- Pon los aceites y la cera de abeja en un recipiente y, en otro, el agua de cal, y caliéntalos al baño maría hasta que alcancen los 75°C.
- Retíralos del fuego, agrega el agua de cal a los aceites y bate, de dos a tres minutos, hasta conseguir una crema estable.
- Pon el recipiente con la crema en agua fría, bátela hasta que la temperatura haya bajado a 35°C y envásala en una botella dosificadora.

Uso y conservación
Agita siempre la botella de crema antes de utilizarla. Aplica con un disco de algodón; no necesita enjuague. Conserva en un lugar fresco, seco y oscuro; dura hasta tres meses.

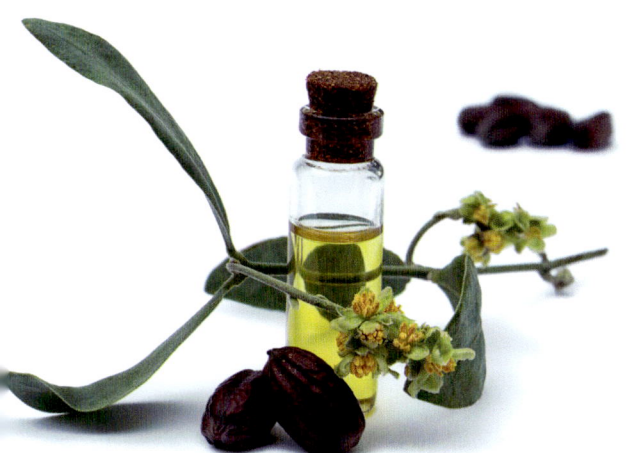

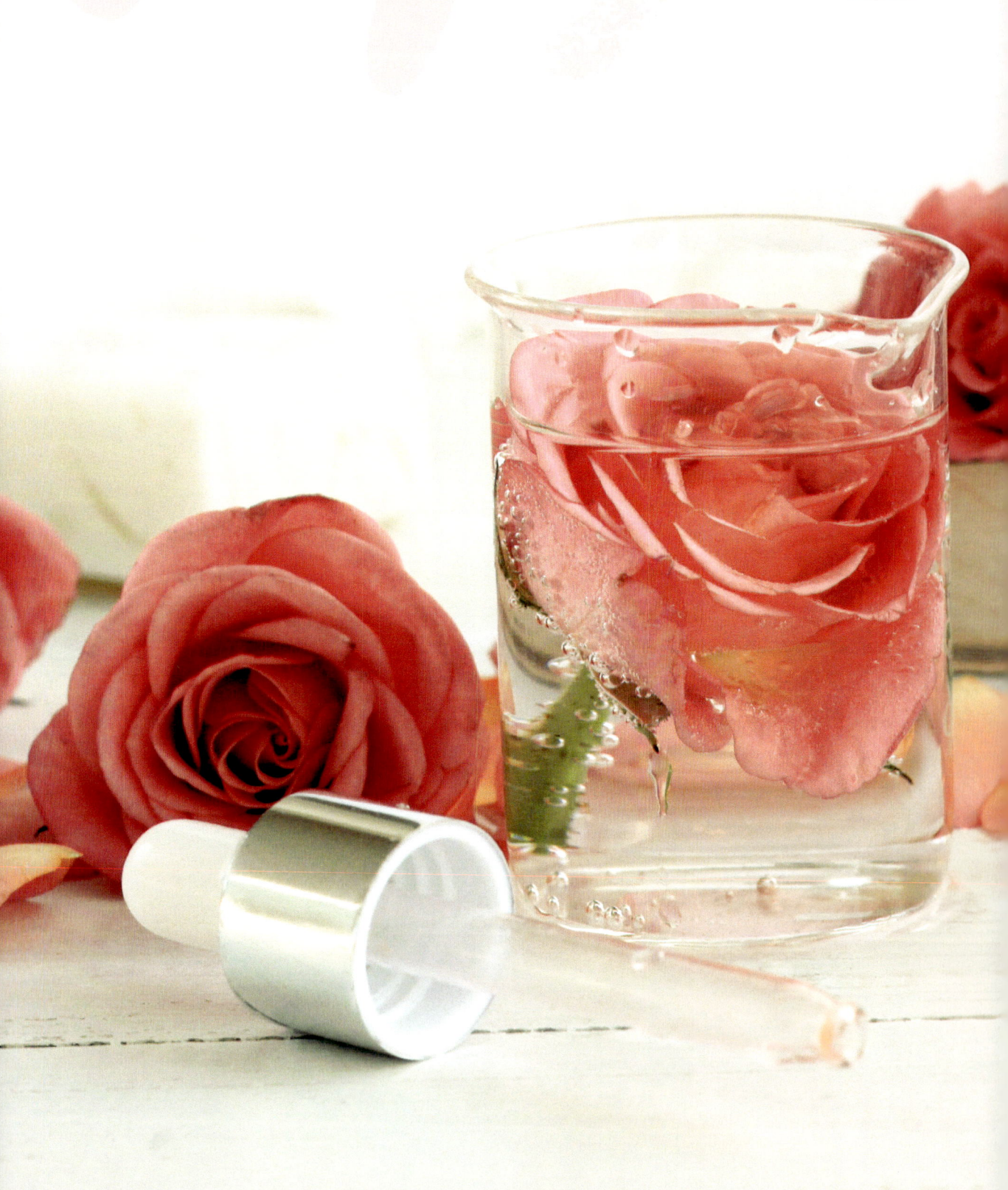

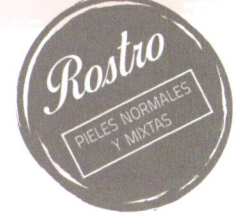

Tonificación

LOCIÓN DE ROSAS Y PEPINO

Esta agua energizante de rosas y pepino es ideal para refrescar, dar firmeza e hidratar la piel en profundidad gracias a su contenido en urea, un potente activo antibacteriano.

Ingredientes para 100 g
- 30 g de hidrolato de pepino
- 28 g de agua de rosas
- 38 g de agua mineral o destilada
- 3 g de urea
- 24 gotas de extracto de semilla de pomelo

Elaboración
- Pon todos los ingredientes en un recipiente y remueve hasta que la urea se haya disuelto.
- Introduce la mezcla en una botella de espray, tapa y agita.

Uso y conservación
Aplica con un disco de algodón; no necesita enjuague. Conserva en la nevera; dura hasta un mes.

LOCIÓN DE POMELO, LAVANDA Y AZAHAR

La lavanda es calmante, refrescante y antiséptica; combinada en esta loción con azahar y pomelo posee propiedades antiinflamatorias, reafirmantes y acondicionadoras.

Ingredientes para 100 g
- 60 g de hidrolato de lavanda
- 24 g de agua de azahar
- 10 g de hidrolato de pomelo
- 5 g de glicerina líquida
- 24 gotas de extracto de semilla de pomelo

Elaboración
- Pon todos los ingredientes en un bol y remueve.
- Introduce la mezcla en una botella de espray, tapa y agita.

Uso y conservación
Aplica con un disco de algodón; no necesita enjuague. Conserva en la nevera; dura hasta un mes.

La glicerina combinada con agua o hidrolato ayuda a hidratar y suavizar.

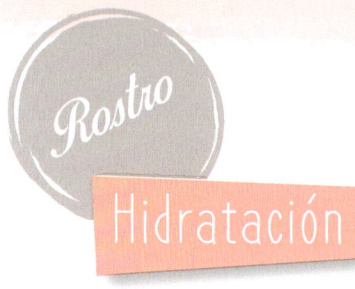

Hidratación

CREMA DE DÍA BÁSICA

Esta crema básica con un delicado aroma a lavanda mantendrá tu piel hidratada durante todo el día.

Ingredientes para 50 g
- 10 g de agua mineral o destilada
- 22 g de hidrolato de lavanda
- 13 g de aceite vegetal de hueso de albaricoque
- 5 g de Dub Expert+
- 10 gotas de alcohol bencílico

Elaboración *(One Pot)*
- Pon todos los ingredientes en un mismo recipiente, excepto el alcohol bencílico, y calienta al baño maría hasta alcanzar los 75°C.
- Retira del fuego y bate de dos a tres minutos hasta que la emulsión se densifique.
- Coloca el recipiente con la crema en agua fría y bate hasta que la temperatura descienda por debajo de los 35°C.
- Agrega el alcohol bencílico, bate y envasa.

Uso y conservación
Aplica sobre el rostro. Conserva en un lugar fresco, seco y oscuro; dura hasta tres meses.

CREMA DE DÍA DE NUEZ Y AZAHAR

Ligera e hidratante, protege tu cutis sin dejar brillos en la piel.

Ingredientes para 50 g
- 22 g de hidrolato de azahar
- 15 g de agua mineral o destilada
- 8 g de aceite vegetal de nuez
- 4 g de cera Polawax
- 8 gotas de aceite esencial de nerolí
- 4 gotas de vitamina E
- 12 gotas de extracto de semilla de pomelo

Elaboración
- Pon en un recipiente el aceite vegetal y la cera y, en otro, el agua y el hidrolato, y caliéntalo todo al baño maría hasta que alcance los 75°C.
- Retira del fuego, vierte los ingredientes acuosos sobre los oleosos y bate de dos a tres minutos hasta que se densifique.
- Pon la emulsión en agua fría, bate hasta que la temperatura descienda por debajo de los 35°C, añade la vitamina E, el aceite esencial y el extracto de semilla de pomelo, bate y envasa.

Uso y conservación
Aplica sobre el rostro evitando el contorno de los ojos. Conserva en un lugar fresco, seco y oscuro; dura hasta un mes.

CREMA DE NOCHE DE SACHA INCHI

Gracias a las propiedades antioxidantes y rejuvenecedoras del sacha inchi, esta crema nutrirá tu piel mientras duermes.

Ingredientes para 100 g
- 10 g de aceite vegetal de sacha inchi
- 5 g de manteca de mango
- 5 g de aceite vegetal de hueso de albaricoque
- 10 g de Dub Expert+
- 65 g de hidrolato de jazmín
- 20 gotas de alcohol bencílico

Elaboración *(One Pot)*
- Pon todos los ingredientes en un mismo recipiente, excepto el alcohol bencílico, y caliéntalo todo al baño maría hasta que alcance los 75°C.
- Retira del fuego y bate de dos a tres minutos hasta que la emulsión se densifique.
- Coloca el recipiente en agua fría y bate hasta que la temperatura descienda por debajo de los 35°C.
- Agrega el alcohol bencílico, bate y envasa.

Uso y conservación
Aplica sobre el rostro limpio después de haberlo tonificado. Conserva en un lugar fresco, seco y oscuro; dura hasta tres meses.

Recuerda que siempre puedes usar agua mineral o destilada si no tienes hidrolatos.

Rostro — Pieles normales y mixtas

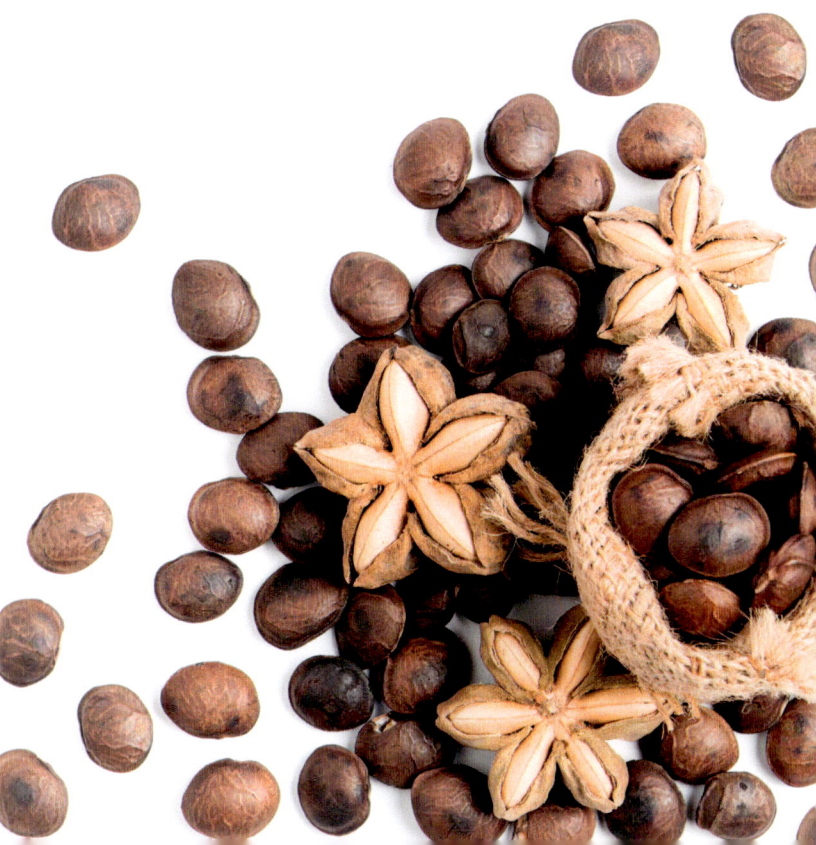

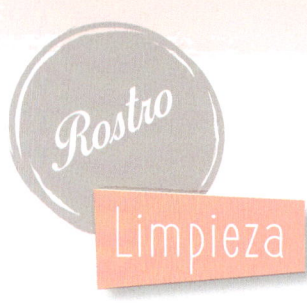

Rostro
Limpieza

BÁLSAMO DE JOJOBA Y MANGO

Este bálsamo cremoso y suave es muy efectivo para purificar la piel o eliminar el maquillaje de rostro y ojos.

Ingredientes para 100 g
- 17 g de oleato de vainilla
- 18 g de manteca de mango o de karité
- 10 g de aceite vegetal de jojoba
- 41 g de Dub Expert+
- 12,5 g de lauril glocósido
- 1,5 g de cera carnauba
- 2 gotas de vitamina E

Elaboración
- Pon el oleato, la manteca, el aceite vegetal, la cera carnauba y el emulgente Dub Expert+ en un recipiente y caliéntalos al baño maría hasta que se derritan.
- Una vez fundidos, retira del fuego, añade el resto de los ingredientes y remueve.
- Vierte el bálsamo en un envase de boca ancha y déjalo solidificar antes de usar.

Uso y conservación
Pasa un disco de algodón húmedo sobre el bálsamo, luego limpia tu rostro y enjuaga con agua tibia o natural. Conserva en un lugar fresco, seco y oscuro; dura hasta seis meses.

LIMPIEZA DE LAS PIELES GRASAS

En la piel grasa es habitual que se generen brillos con facilidad y que se formen puntos negros y espinillas. Para eliminar las impurezas y el sebo, este tipo de piel necesita un cuidado rutinario: limpiarse una o varias veces al día y exfoliarse una vez a la semana.

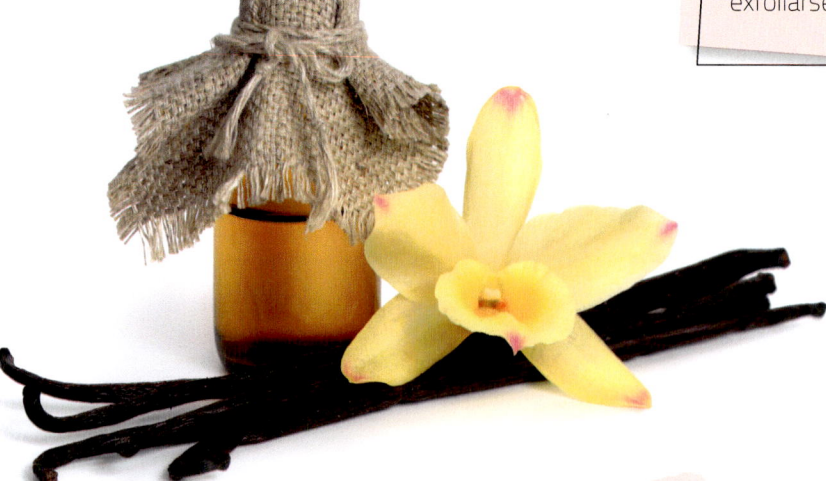

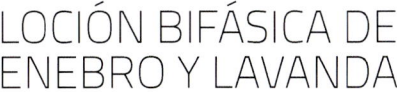

LOCIÓN BIFÁSICA DE ENEBRO Y LAVANDA

Esta loción es ideal para purificar la piel y para desmaquillar. Tanto el enebro como la lavanda son antibacterianos, desintoxicantes y purificantes. También regulan el sebo y ayudan a combatir el acné. La lavanda fina es, además, calmante, cicatrizante y regenerante.

Ingredientes para 100 g
- 30 g de hidrolato de enebro
- 30 g de hidrolato de lavanda fina
- 9 g de aceite vegetal de nuez
- 24 gotas de extracto de semilla de pomelo

Elaboración
- Vierte todos los ingredientes en un recipiente y remueve.
- Introduce la mezcla en una botella, tapa y agita.

Uso y conservación
Aplica con un disco de algodón; no necesita enjuague. Conserva en la nevera; dura hasta un mes.

GEL DE ROMERO Y SALVIA

El romero y la salvia son purificantes, antibacterianos, seborreguladores y potentes antioxidantes. Además, ayudan a combatir el acné y las espinillas. El aloe vera contiene una sustancia gelatinosa que lo convierte en un gel natural, por eso esta receta no necesita el agregado de ninguna goma.

Ingredientes para 50 g
- 4 g de hidrolato de romero
- 4 g de hidrolato de salvia
- 37 g de gel de aloe vera
- 5 g de betaína de babasú

Elaboración
- Pon todos los ingredientes en un recipiente y remueve hasta homogeneizar.
- Introduce el gel en una botella y tapa.

Uso y conservación
Aplica una pequeña cantidad de gel sobre tu rostro húmedo, masajea suavemente y enjuaga con agua tibia o fría. Conserva en la nevera; dura hasta tres meses.

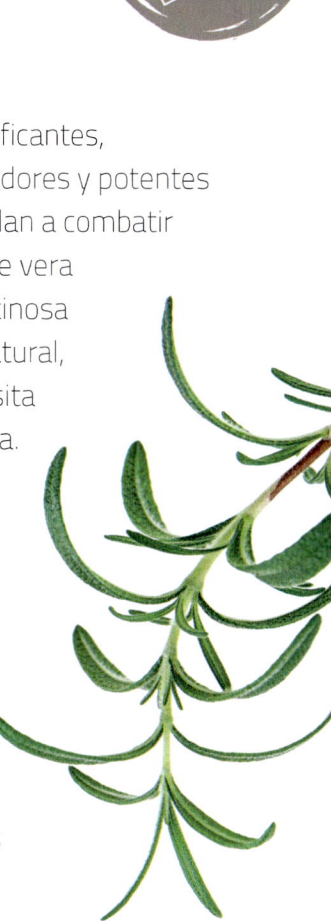

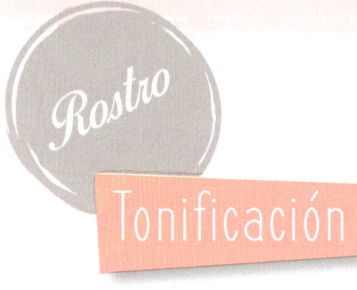

Tonificación

LOCIÓN DE MOJITO

Esta loción lleva casi todos los ingredientes de esta conocida bebida de verano. La hierbabuena y la lima son antibacterianos, purificantes, astringentes y seborreguladores, y ayudan a combatir las espinillas. El alcohol del ron elimina el exceso de sebo y la suciedad de la piel grasa y, además, actúa como conservante.

Ingredientes para 100 g
- 44 g de hidrolato de hierbabuena
- 43 g de hidrolato de lima o limón
- 13 g de ron blanco

Elaboración
- Introduce todos los ingredientes en una botella, tapa y agita.

Uso y conservación
Pulverízala sobre tu rostro o aplícala con un disco de algodón. Puedes usarla varias veces al día o alternarla con la loción fresca de pepino y apio que verás en la página siguiente. Conserva en la nevera; dura hasta seis meses.

LOCIÓN DE UVA

Esta receta contiene amargo sueco, un producto rico en plantas amargas con propiedades depurativas. Es un efectivo cicatrizante y antiinflamatorio y uno de los mejores remedios para la psoriasis. La uva es antioxidante y rica en polifenoles, que evitan la degradación de la elastina y el colágeno, lo que contribuye a mantener la firmeza y elasticidad del cutis.

Ingredientes para 100 g
- 46 g de zumo de uva negra
- 46 g de agua mineral o destilada
- 8 g de amargo sueco
- 24 gotas de alcohol bencílico

Elaboración
- Prepara el zumo de uva; exprime la fruta en un extractor de zumo para aprovechar las propiedades antioxidantes de los hollejos y cuela el zumo con un filtro de café de papel.
- Vierte todos los ingredientes en un recipiente y remueve.
- Introduce la mezcla en una botella, tapa y agita.

Uso y conservación
Puedes pulverizarla sobre tu piel o aplicarla con un disco de algodón. Conserva en la nevera; dura hasta tres meses.

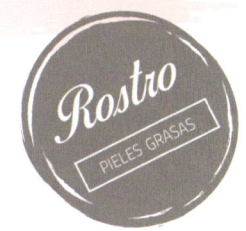

LOCIÓN DE PEPINO Y APIO

El apio y el pepino son ricos en vitaminas A, C y E, y juntos actúan como poderosos antioxidantes que contrarrestan los daños de los radicales libres y reducen los signos del envejecimiento.

Ingredientes para el zumo de pepino y el agua de apio
- 1 ramita de apio fresco
- ½ pepino fresco
- 1 taza de agua mineral o destilada

Ingredientes para 50 g
- 30 g de zumo de pepino
- 17 g de agua de apio
- 2,5 g de glicerina
- 12 gotas de alcohol bencílico

Elaboración

- Exprime el pepino en un extractor de zumos y cuélalo primero con una tela de gasa y luego con un filtro de papel para café.
- Limpia y pica la ramita de apio fresco y hiérvela en agua mineral o destilada durante 15 minutos.
- Cuela el agua de apio con un filtro de papel para café.
- Vierte el agua de apio, el zumo de pepino, la glicerina y el alcohol bencílico en una botella, tapa y agita.

Uso y conservación

Puedes pulverizar la loción sobre la piel o aplicarla con un disco de algodón. Conserva en la nevera; dura hasta tres meses.

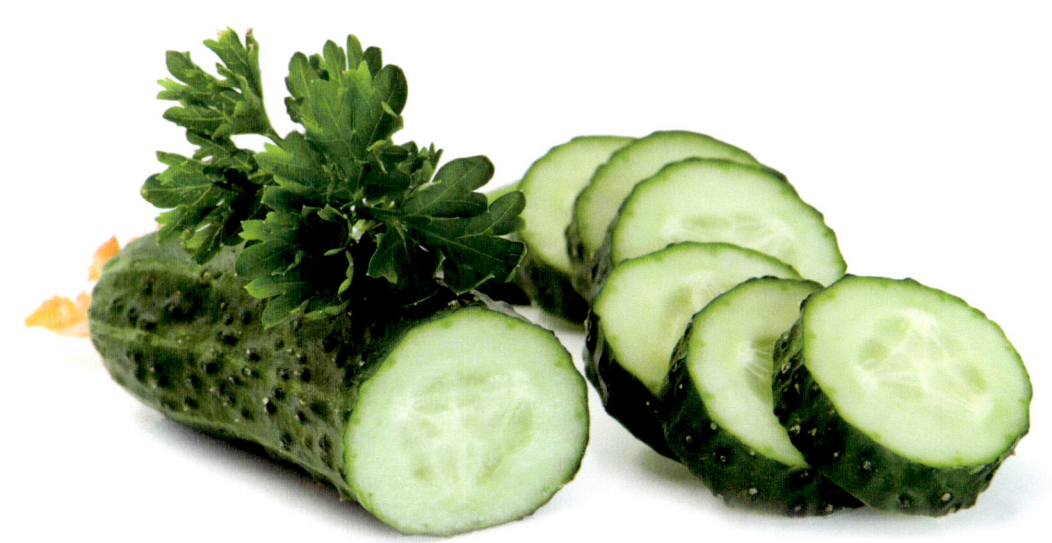

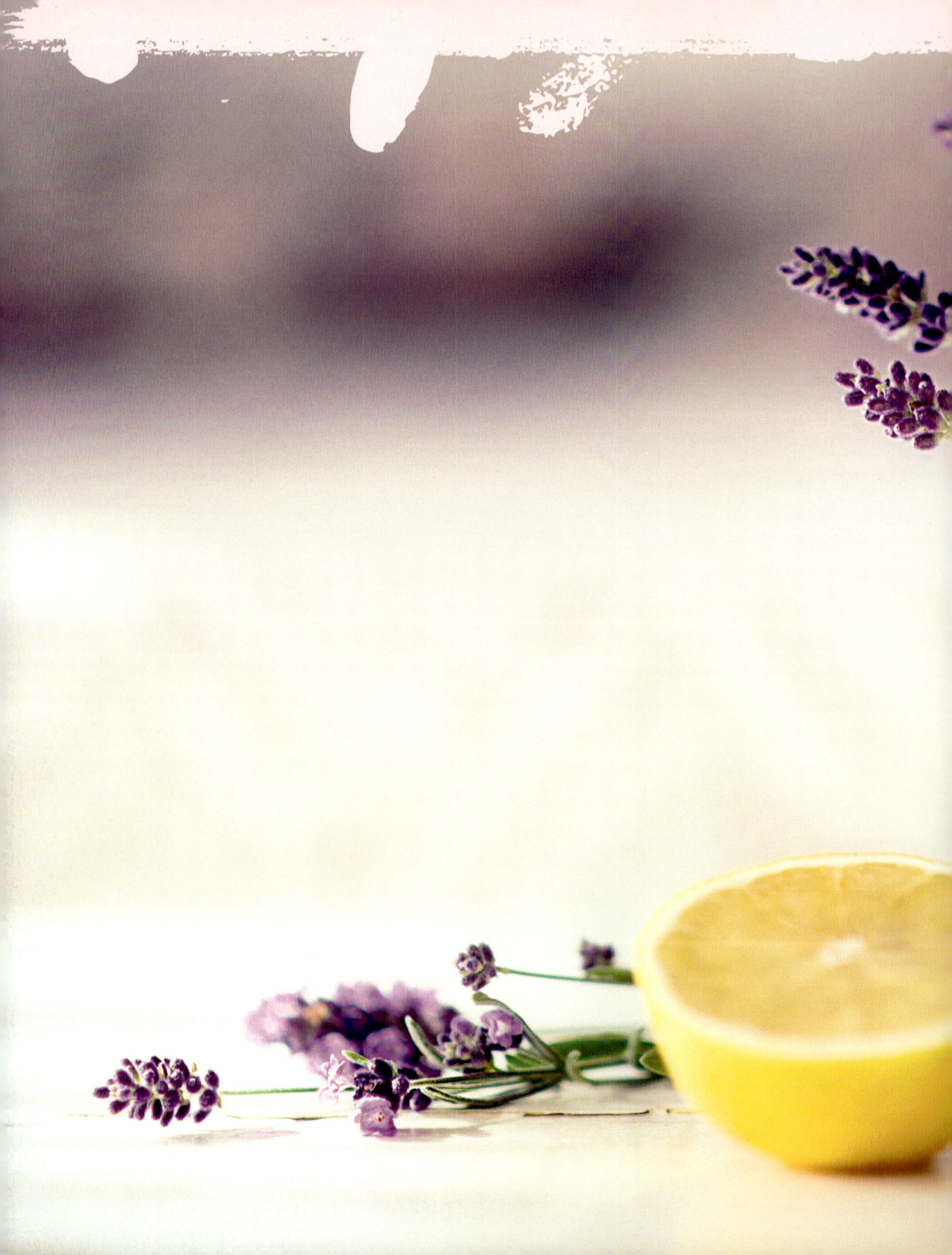

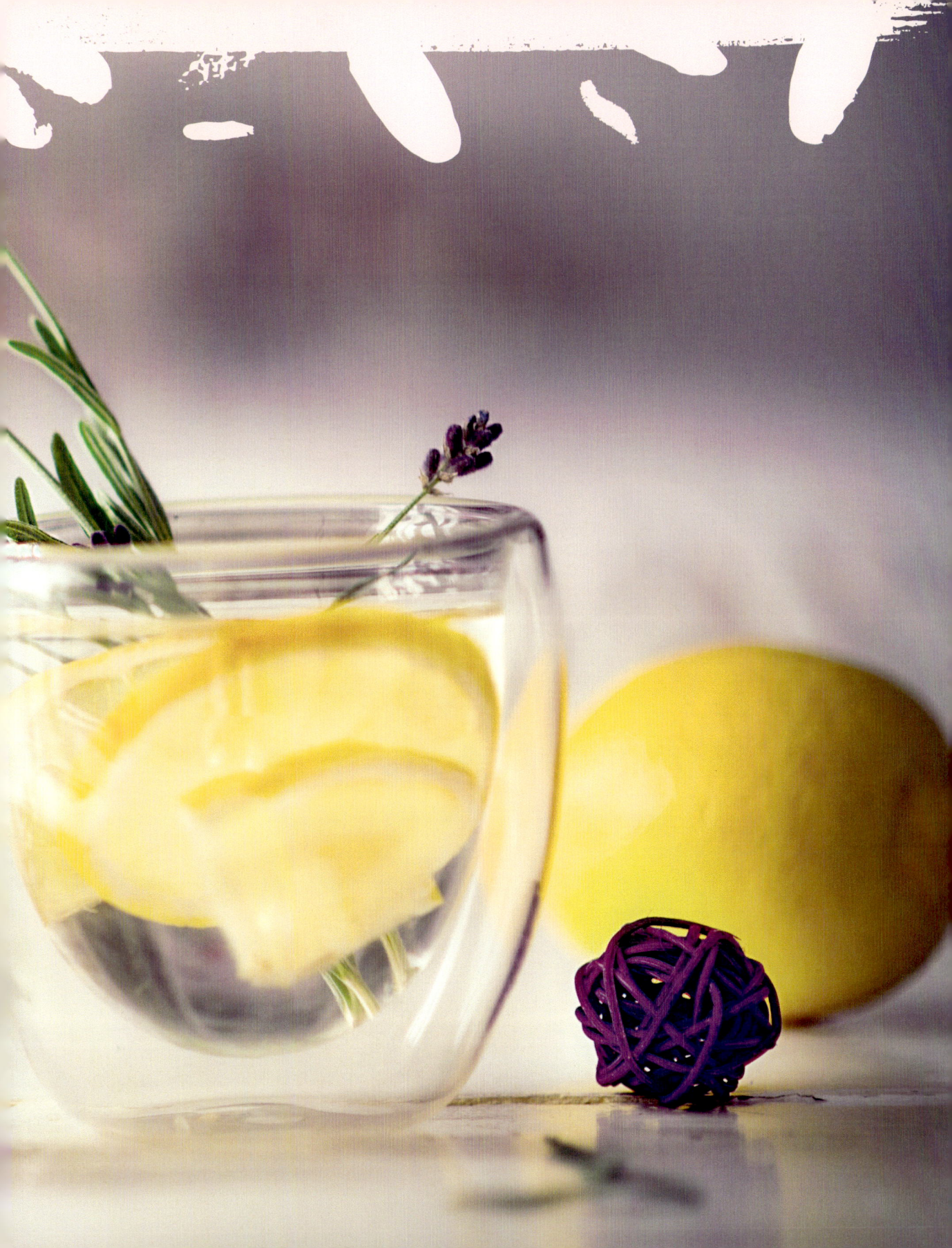

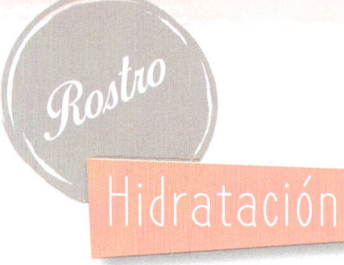

Hidratación

CREMA DE DÍA DE AVELLANAS

Esta crema es muy fluida, penetrante y fresca; dejará tu piel suave y con un tacto aterciopelado.

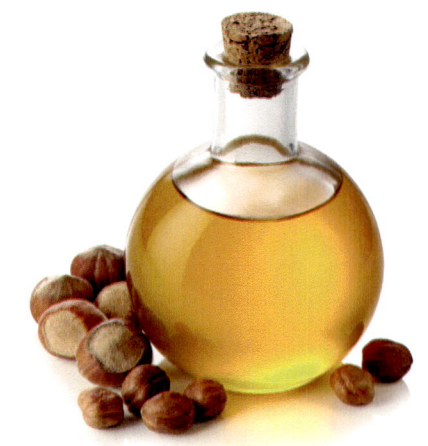

Ingredientes para 100 g
- 5 g de aceite vegetal de avellanas
- 5 g de Dub Expert+
- 5 g de glicerina líquida
- 50 g de hidrolato de lavanda
- 32 g de agua mineral o destilada
- 5 gotas de aceite esencial de palmarosa
- 10 gotas de aceite esencial de árbol de té
- 20 gotas de alcohol bencílico

EFECTOS TERAPÉUTICOS
Los aceites esenciales incluidos en esta fórmula hacen de esta crema un producto perfecto para tratar afecciones cutáneas como el acné, los eccemas, las cicatrices, las heridas y los cortes, ya que cuentan con propiedades antibacterianas, regenerativas y cicatrizantes.

Elaboración *(One Pot)*

- Vierte en un recipiente el aceite vegetal de avellanas, el emulgente Dub Expert+, el hidrolato de lavanda, el agua mineral y la glicerina, y caliéntalo todo al baño maría.
- Cuando el emulgente se haya derretido y la mezcla haya alcanzado los 75°C, retira el recipiente del fuego.
- Bate vigorosamente de dos a tres minutos hasta que la mezcla se densifique.
- Pon la emulsión en un baño de agua fría y bate hasta que la temperatura haya descendido por debajo de los 35°C.
- Agrega los aceites esenciales y el alcohol bencílico, bate y envasa.

Uso y conservación
Aplica sobre el rostro después de haberlo limpiado y tonificado. Evita el contorno de los ojos. Conserva en un lugar fresco, seco y oscuro; dura hasta tres meses.

CREMA DE NOCHE DE JOJOBA Y NUEZ

Esta crema ligera y protectora nutrirá tu piel mientras duermes. El aceite vegetal de jojoba es calmante, antiinflamatorio, antienvejecimiento, reparador y seborregulador, y el de nuez, suavizante. La ajedrea aporta un aroma cítrico y herbal, y posee propiedades antisépticas, antibacterianas, astringentes y antioxidantes.

Ingredientes para 100 g
- 15 g de aceite vegetal de nuez
- 10 g de aceite vegetal de jojoba
- 41,8 g de hidrolato de ajedrea
- 20 g de agua mineral o destilada
- 10 g de Dub Expert+
- 28 gotas de aceite esencial de palmarosa
- 20 gotas de alcohol bencílico

Elaboración (One Pot)
- Vierte en un recipiente los aceites vegetales, el emulgente Dub Expert+, el hidrolato de ajedrea y el agua, y caliéntalo todo al baño maría.
- Cuando el emulgente se haya derretido y toda la fase haya alcanzado los 75°C, retira el recipiente del fuego y bate de dos a tres minutos hasta que la mezcla se densifique.
- Pon la emulsión en agua fría y bate hasta que la temperatura descendida por debajo de los 35°C.
- Agrega el aceite esencial y el alcohol bencílico, bate y envasa.

Uso y conservación
Aplica con las manos limpias antes de irte a la cama. Conserva en un lugar fresco, seco y oscuro; dura hasta tres meses.

Rostro — PIELES GRASAS

El aceite esencial de palmarosa también ayuda a combatir el insomnio.

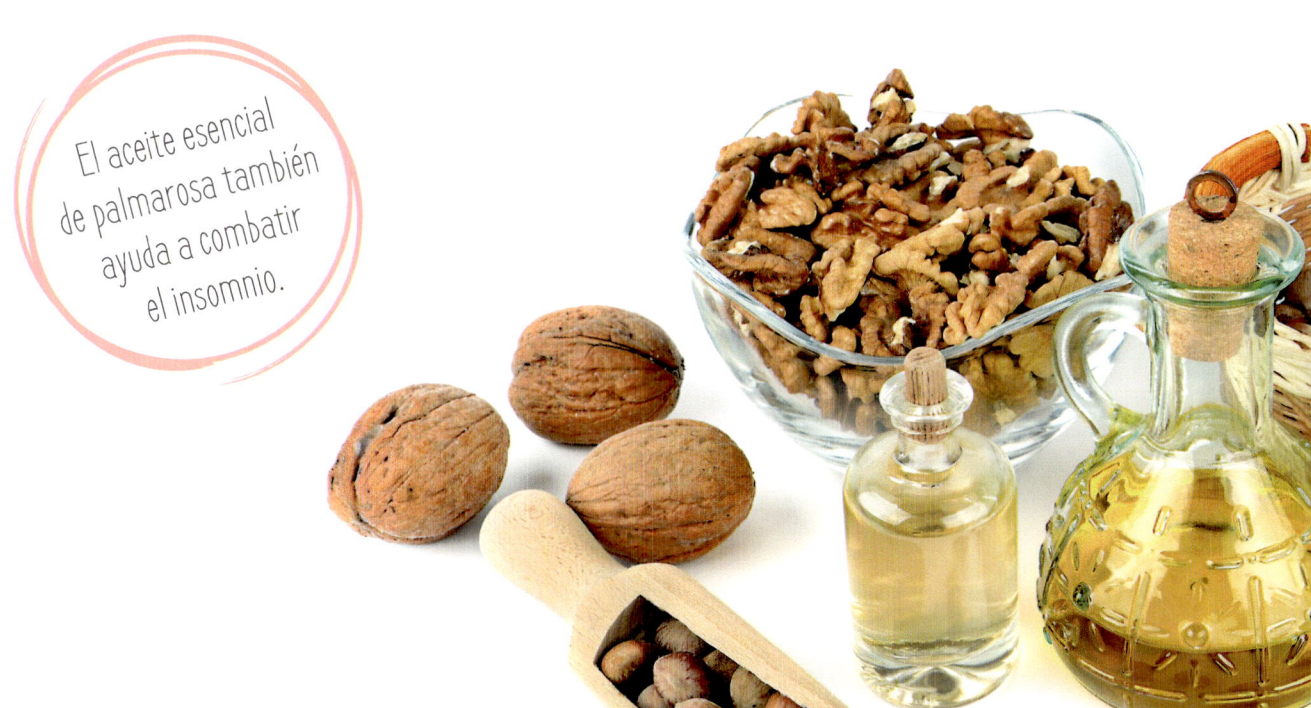

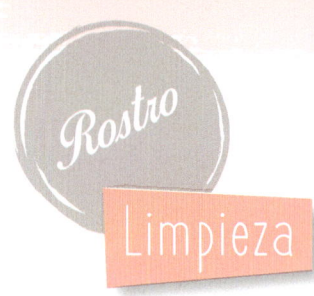

Rostro — Limpieza

LOCIÓN MICELAR DE ACIANO

El hidrolato de aciano da astringencia y, a su vez, calma, refresca, revitaliza, estimula e ilumina la piel. La glicerina asegura la rehidratación y la humectación. Esta loción es ideal también para desmaquillar por la noche.

Ingredientes para 100 g
- 88 g de hidrolato de aciano
- 8 g de glicerina
- 3 g de betaína de babasú
- 24 gotas de extracto de semilla de pomelo

Elaboración
- Pon todos los ingredientes en un recipiente y remueve.
- Vierte la mezcla en una botella con la ayuda de un embudo, tapa y agita.

Uso y conservación
Aplica con un disco de algodón y luego aclara con agua tibia. Conserva en la nevera; dura hasta un mes.

LOCIÓN BIFÁSICA DE RICINO

Este limpiador calma, desinflama, protege y suaviza la piel. Es, además, un excelente desmaquillador, tanto de productos acuosos como oleosos. Si te maquillas con alargador de pestañas *waterproof*, el aceite de ricino es ideal para limpiar tus ojos y fortificar tus pestañas.

Ingredientes para 50 g
- 5 g aceite vegetal de ricino
- 14 g de aceite vegetal de almendras dulces
- 10 g de agua de rosas
- 20 g de hidrolato de manzanilla romana
- 24 gotas de extracto de semilla de pomelo
- 4 gotas de vitamina E

Elaboración
- Pon todos los ingredientes en un recipiente y remueve.
- Vierte la mezcla en una botella con la ayuda de un embudo, tapa y agita.

Uso y conservación
Aplícala con un disco de algodón; no necesita aclarar. Conserva en la nevera; dura hasta un mes.

LINIMENTO DE ALMENDRAS

Semejante a una crema, salvo por su contenido en agua de cal, este linimento suave y nutriente está especialmente indicado para pieles secas y sensibles gracias a sus aceites vegetales, que limpian sin afectar la emulsión epicutánea. Es también un producto ideal para eliminar el maquillaje del rostro y los ojos.

Ingredientes para 100 g
- 50 g de aceite vegetal de almendras
- 3 g de cera de abeja
- 46 g de agua de cal
- 7 gotas de vitamina E
- 10 gotas de fragancia natural a jazmín o a nardos

Elaboración

- Pon en un recipiente el aceite vegetal de almendras y la cera de abeja y, en otro, el agua de cal, y caliéntalo todo al baño maría.
- Cuando hayan alcanzado los 75°C retíralos del fuego y vierte lentamente el agua de cal sobre los ingredientes oleosos mientras bates, de dos a tres minutos, con una batidora eléctrica. La crema debe estabilizarse.
- Pon la emulsión en agua fría y bate hasta que la temperatura haya descendido por debajo de los 35 °C.
- Agrega la vitamina E y la fragancia, bate y envasa.

Uso y conservación

Aplícalo con un disco de algodón y luego enjuaga con agua tibia o con una loción tonificante. Conserva en un lugar fresco, seco y oscuro; dura hasta tres meses.

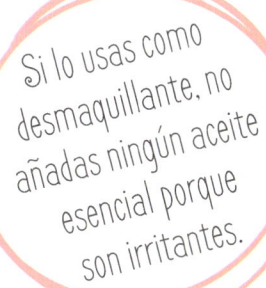

Si lo usas como desmaquillante, no añadas ningún aceite esencial porque son irritantes.

Rostro — PIELES SECAS

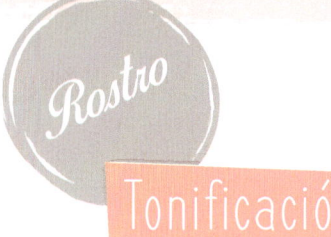

Rostro

Tonificación

LOCIÓN DE MALVA, MANZANILLA Y ROSAS

Esta preparación es muy útil para refrescar las pieles secas y para calmarlas después del sol. Es descongestiva, antiinflamatoria y purificante.

Ingredientes para la infusión
- 1 cucharada de flores y hojas de malva
- ½ taza de agua mineral o destilada

Ingredientes para 100 g
- 50 g de hidrolato de manzanilla
- 30 g de infusión de malva
- 10 g de agua de rosas
- 5 g de urea
- 2 g de glicerina líquida
- 3 g de extracto de malva
- 24 gotas de extracto de semilla de pomelo

Elaboración
- Pon las flores y las hojas de malva en un recipiente, luego lleva el agua a ebullición y viértela sobre la planta. Tapa la infusión con un plato durante 10 minutos y cuélala dos veces con un filtro de café.
- Echa la infusión y el resto de los ingredientes en un recipiente y remueve.
- Vierte la mezcla en una botella, con la ayuda de un embudo, tapa y agita. Espera a que se haya diluido completamente la urea antes de usar.

Uso y conservación
Pulveriza sobre la piel. Conserva en la nevera; dura hasta un mes.

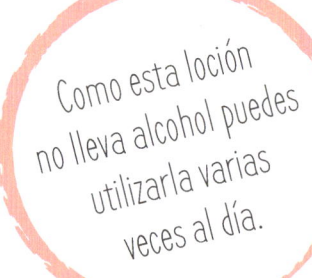

Como esta loción no lleva alcohol puedes utilizarla varias veces al día.

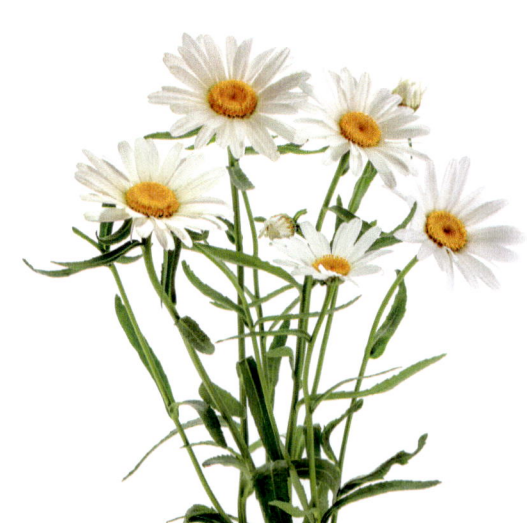

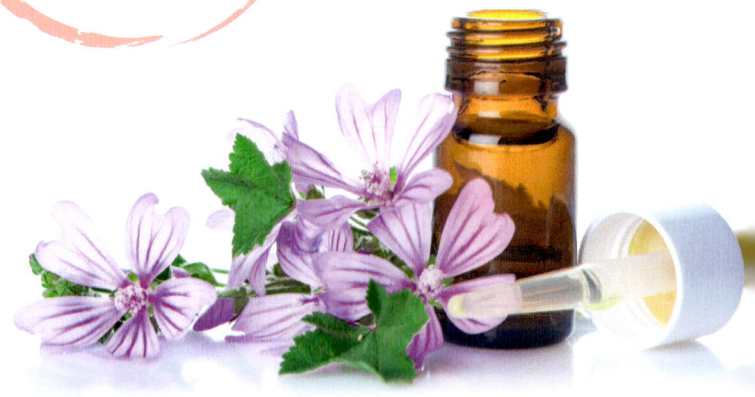

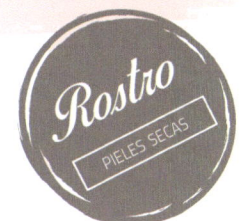

LOCIÓN DE SÁNDALO Y ÁCIDOS FRUTALES

Esta loción contiene alfahidroxiácidos de frutas (AHA) y urea, activos hidratantes que dejarán tu piel más luminosa y uniforme gracias a que estimulan la renovación celular eliminando suavemente las células muertas. Puesto que el sándalo es antiinflamatorio, descongestivo y calmante, puede usarse también en pieles inflamadas, cansadas, con picores y eccemas cutáneos y con psoriasis.

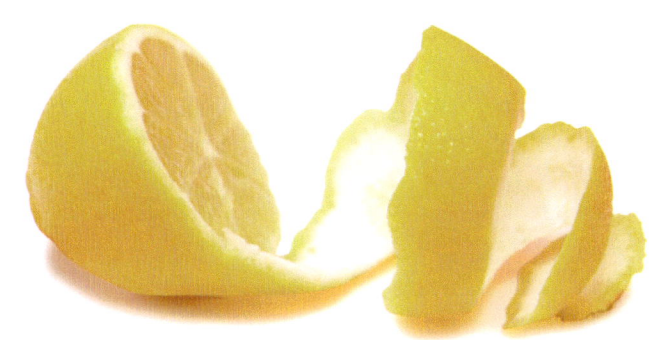

Ingredientes para 50 g
- 31 g de hidrolato de sándalo
- 14 g de agua destilada o mineral
- 1,5 g de activo AHA
- 2,5 g de urea
- 12 gotas de extracto de semilla de pomelo

Elaboración
- Pon todos los ingredientes en un recipiente y remueve.
- Vierte la mezcla en una botella, con la ayuda de un embudo, tapa y agita. Espera a que se haya diluido completamente la urea antes de usar.

Uso y conservación
Pulveriza sobre la piel. Conserva en la nevera; dura hasta un mes.

CUIDA TU PIEL Y RELÁJATE A LA VEZ

Pulveriza esta loción sobre tu rostro y cuerpo al tiempo que realizas sesiones de meditación, relajación o yoga, el sándalo calma, contrarresta el agotamiento y facilita la concentración, la serenidad y la paz interior.

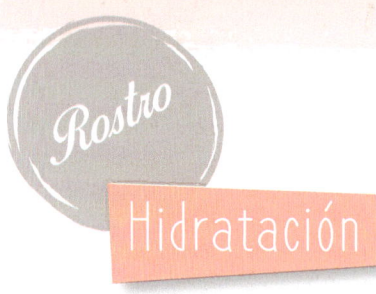

Hidratación

CREMA DE AGUACATE Y KARITÉ

El aceite de aguacate es nutritivo, protector y combate el envejecimiento. Por su parte, la manteca de karité es calmante, suavizante, antiinflamatoria y reparadora. El uso combinado de ambos elementos vegetales hace de ella un producto muy nutritivo, ideal para regenerar la piel mientras descansas por la noche.

El aceite esencial de incienso favorece los estados de meditación y elevación espiritual.

Ingredientes para 100 g
- 48 g de aceite vegetal de aguacate
- 5 g de manteca de karité
- 4 g de cera emulsificante Polawax
- 4 g de cera de abeja alba o amarilla
- 37 g de agua mineral o destilada
- 12 gotas de aceite esencial de incienso
- 48 gotas de leuconostoc

Elaboración

- Pon en un recipiente el aceite vegetal de aguacate, la manteca, la cera de abejas y la cera Polawax y, en otro, el agua mineral, y caliéntalos al baño maría hasta que alcancen los 75°C.
- Retira los dos recipientes del baño maría y vierte lentamente el agua mineral sobre los ingredientes oleosos mientras bates con una batidora eléctrica.
- Cuando notes que la crema se emulsiona, pon el recipiente en agua fría y bate hasta que la temperatura haya descendido por debajo de los 35°C.
- Por último, agrega el aceite esencial y el conservante, bate y envasa.

Uso y conservación

Aplica sobre la piel con las manos limpias. Conserva en un lugar fresco, seco y oscuro; dura hasta tres meses.

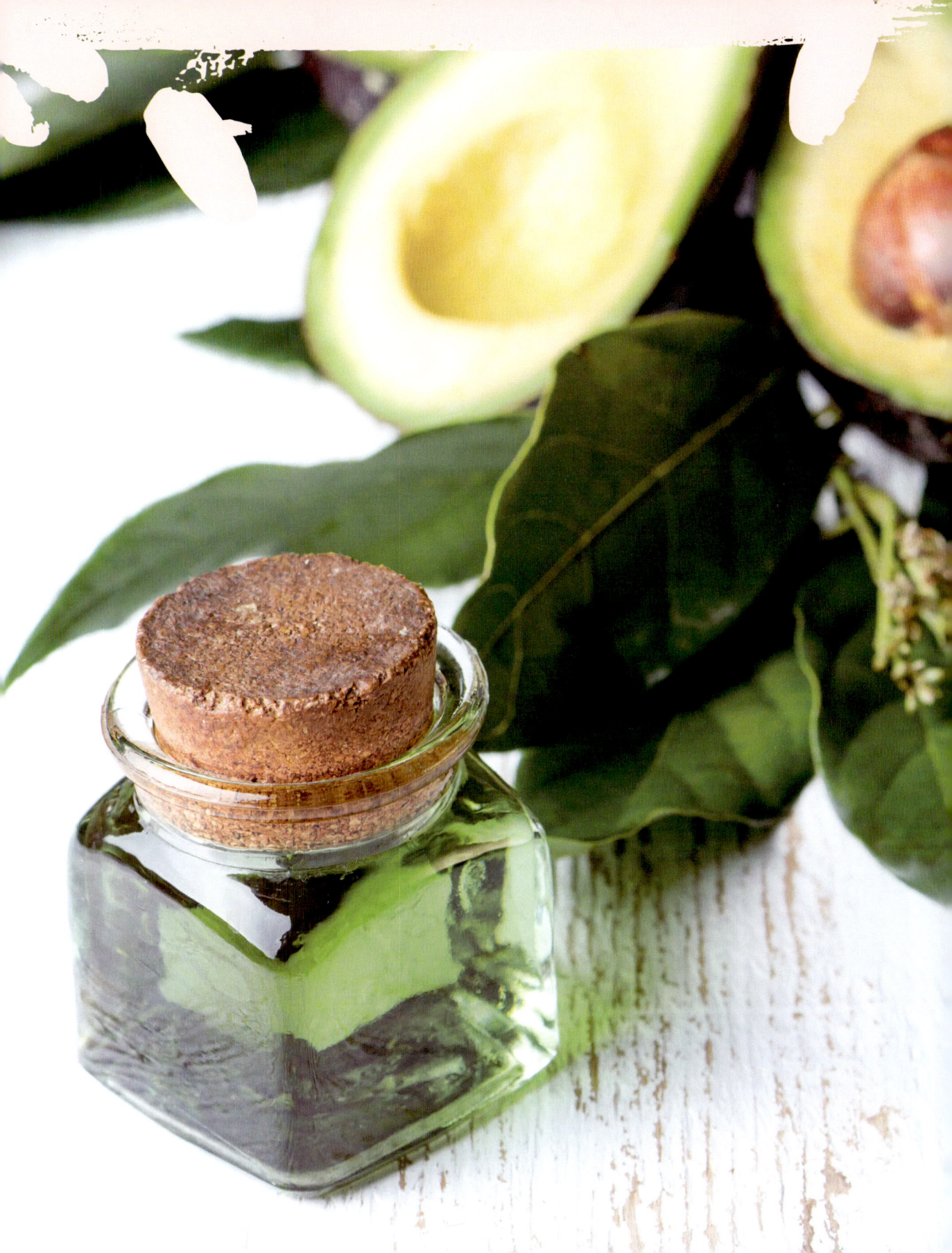

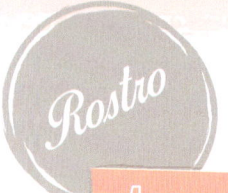

Antienvejecimiento

CREMA DE HIGO CHUMBO

El aceite vegetal de semillas de higo chumbo o de higo de tuna se extrae de la presión en frío de sus semillas. Es extremadamente hidratante y un excelente activo entienvejecimiento.

Ingredientes para 50 g
- 24 g de hidrolato de ciste
- 16,7 g de agua mineral o destilada
- 5 g de aceite vegetal de semillas de higo chumbo
- 4 g de Dub Expert+
- 2 gotas de vitamina E
- 10 gotas de alcohol bencílico

Elaboración *(One Pot)*
- Pon todos los ingredientes, excepto el alcohol bencílico y la vitamina E, en un recipiente y caliéntalos al baño maría.
- Cuando la mezcla alcance los 75°C retírala del baño maría y bate de dos a tres minutos hasta que emulsione.
- Introduce el recipiente en agua fría y bate hasta que la temperatura haya descendido por debajo de los 35°C.
- Agrega la vitamina E y el alcohol bencílico, bate y envasa en una botella *airless*.

Uso y conservación
Aplica una pequeña cantidad sobre el rostro y el cuello y masajea hasta que se absorba completamente. Conserva en un lugar fresco, seco y oscuro; dura hasta tres meses.

Si no consigues hidrolato de ciste, utiliza agua de rosas o agua mineral.

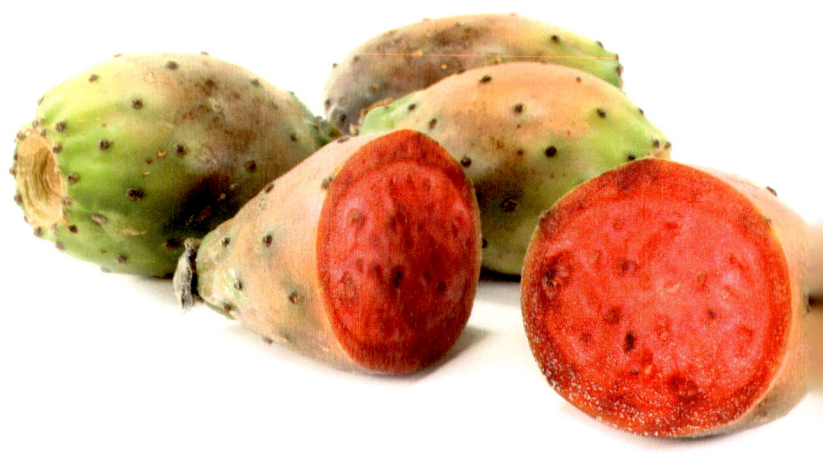

SÉRUM DE ARÁNDANOS ROJOS

Por sus propiedades antioxidantes, este es un magnífico sérum rejuvenecedor, apto para pieles maduras, delicadas, secas o irritadas.

Ingredientes para 30 g
- 24,5 g de gel de aloe vera
- 3 g de agua destilada o mineral
- 2 g de aceite vegetal de arándanos rojos o *cranberry*
- 5 gotas de aceite esencial de geranio bourbon
- 5 gotas de aceite esencial de ciste

Elaboración
- Pon el gel de aloe vera en un recipiente y agrega el resto de los ingredientes en el orden en el que aparecen en la receta removiendo entre cada adición.
- Vierte la mezcla en una botella *airless* o con bomba dosificadora para 30 ml.

Uso y conservación
Aplica una pequeña cantidad de sérum sobre el área del contorno de cada ojo y masajea hasta que se absorba completamente. Conserva en la nevera; dura hasta tres meses.

SÉRUM DE FRAMBUESA

Con este sérum rico en vitamina A, E y activos antienvejecimiento, apto para todo tipo de pieles, podrás regenerar, hidratar y reafirmar la piel del contorno de los ojos, tan fina y delicada.

Ingredientes para 10 g
- 8,3 g de gel de aloe vera
- 22 gotas de aceite vegetal de semilla de frambuesa
- 2 gotas de ácido hialurónico
- 2 gotas de coenzima Q10

Elaboración
- Pon todos los ingredientes en un recipiente y bátelos hasta que obtengas un gel blanquecino.
- Vierte el gel en una botella *roll-on* de 10 ml con la ayuda de una jeringa.

Uso y conservación
Aplica diariamente en las líneas de expresión del rostro y en el contorno de los ojos, y masajea hasta su completa absorción. Conserva en la nevera; dura hasta tres meses.

Rostro
PIELES MADURAS

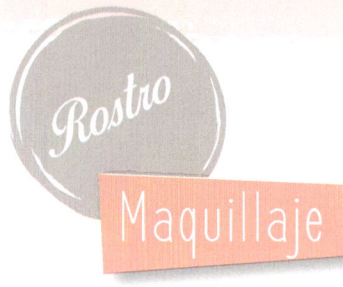

Rostro — Maquillaje

CORRECTOR DE OJERAS Y DE IMPERFECCIONES

Esta maravillosa base de tinte claro es perfecta para tapar ojeras, granos o manchas.

Ingredientes para 15 g
- 3,8 g de manteca de karité
- 3 g de aceite vegetal de avellanas
- 6,6 g de óxido de zinc
- 1,2 g de pigmento ocre amarillo
- 0,2 g de pigmento ocre rosa
- 2 gotas de vitamina E
- 2 gotas de fragancia natural a avellanas

Elaboración
- Pon la manteca de karité en un bol y caliéntala al baño maría hasta que se derrita.
- Retira del fuego y agrega el aceite vegetal de avellanas.
- Añade luego el óxido de zinc y los pigmentos y remueve con una batidora manual hasta que obtengas una crema suave, sin grumos y con un color uniforme.
- Agrega la vitamina E y las gotas de fragancia y remueve bien.
- Envasa la preparación en una botella para sérum y espera 12 horas antes de usarla.

Uso y conservación
Aplica el corrector con los dedos o con un pincel suave antes de extender la base de maquillaje. Conserva en un lugar fresco, seco y oscuro; dura hasta seis meses.

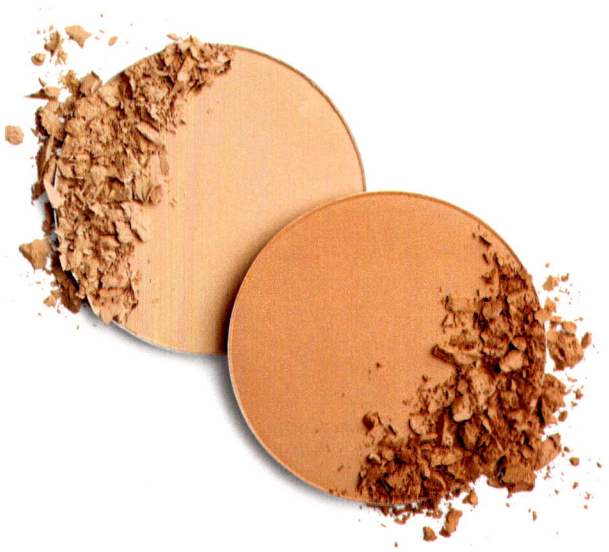

EL COLOR DEL MAQUILLAJE
Los distintos tipos de maquillaje no dejan de ser preparados básicos como cremas, geles o bálsamos a los que agregamos pigmentos y micas que les dan color. Los pigmentos son óxidos minerales y tierras de calidad cosmética, y las micas son polvos nacarados originados a partir de rocas que se exfolian en delgadas laminillas flexibles y muy brillantes. Estos minerales naturales deben ser de calidad cosmética para asegurar la total afinidad con tu piel.

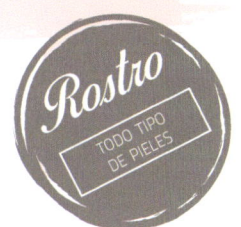

BB-CREAM DE AVELLANAS

Esta crema multifunción hidrata y da color, corrige imperfecciones, previene arrugas y protege del sol. Las BB-Cream deben elaborarse con pigmentos y óxidos de calidad cosmética.

Ingredientes para 100 g
- 30 g de agua de rosas
- 39 g de agua mineral o destilada
- 7,7 g de aceite vegetal de avellanas
- 9 g de Dub Expert+
- 7 g de de óxido de zinc
- 0,2 g de pigmento óxido marrón
- 0,2 g de pigmento óxido ocre
- 2,9 g de extracto hidroglicerinado de vid roja
- 1,7 g de coenzima Q10
- 35 gotas de fragancia natural a avellanas
- 20 gotas de alcohol bencílico

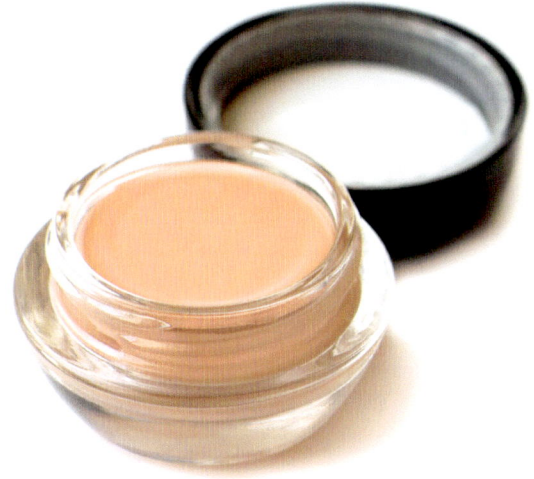

Elaboración

- Pon en un recipiente los dos tipos de pigmentos, el óxido de zinc y remueve. Si el color que resulta es demasiado oscuro para tu piel, agrega más óxido de zinc para aclarar.
- Añade el aceite vegetal de avellanas y remueve bien hasta que se forme una pasta sin grumos.
- Agrega a la mezcla anterior el agua de rosas, el agua mineral y el emulgente Dub Expert+ y caliéntalo todo al baño maría hasta que alcance los 75°C.
- Retira del baño maría y bate vigorosamente la mezcla de dos a tres minutos hasta que emulsione.
- Coloca el recipiente en agua fría y bate hasta que la temperatura haya bajado a 35°C.
- Agrega uno a uno el extracto de vid roja, la coenzima Q10, la fragancia y el alcohol bencílico, batiendo entre cada adición, y envasa en una botella *airless*.

Uso y conservación

Aplica con los dedos o con una esponja de maquillaje en el rostro y extiende bien. Conserva en un lugar fresco, seco y oscuro; dura hasta tres meses.

Rostro

BARRA DE LABIOS

Dale un toque de color rojo nacarado a tus labios con esta barra totalmente natural. El aceite vegetal de cártamo y la manteca de karité te proporcionan además protección e hidratación.

Ingredientes para 10 g
- 5,4 g de aceite vegetal de cártamo
- 1,9 g de cera de abeja amarilla
- 2 g de manteca de karité
- 0,2 g de pigmento óxido rojo
- 0,4 g de polvo de nácar natural
- 2 gotas de fragancia natural a frambuesa para bálsamos labiales
- 1 gota de vitamina E

Puedes mezclar pigmentos y micas para lograr una gran variedad de tonos y brillos.

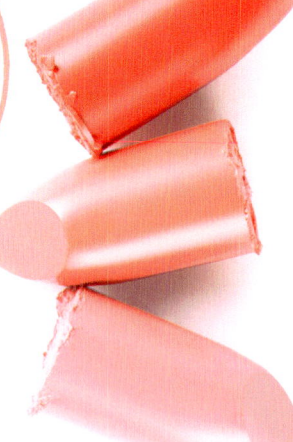

Elaboración
- Coloca en un recipiente el aceite vegetal de cártamo, la cera de abejas, la manteca de karité, el pigmento y el polvo de nácar y caliéntalos al baño maría hasta que se fundan.
- Retira el recipiente del baño maría y remueve bien. A continuación, agrega la vitamina E y la fragancia para bálsamos.
- Vierte la mezcla en un *stick* labial hasta que se llene. Ten cuidado con la temperatura, pues, si está demasiado caliente, podría deformar el plástico. Deja que se solidifique un poco y métela en la nevera.

ENDURECER TU BARRA DE LABIOS
Si deseas que la barra quede más dura, puedes agregar un gramo de cera candelilla o, simplemente, más manteca de karité y menos aceite de cártamo.

Uso y conservación
Cuando lo retires de la nevera espera a que la barra labial alcance la temperatura ambiente antes de usar. Después, consérvala en un lugar fresco, seco y oscuro; dura hasta seis meses.

DELINEADOR EN GEL

Embellece tu mirada con este delineador negro que puedes elaborar tú misma en un momento. Personaliza esta fórmula combinando los colores que más te gusten o mezclando pigmentos óxidos minerales y micas perladas.

Ingredientes para 10 g
- 4 g de hidrolato de manzanilla
- 5 g de agua mineral o destilada
- 0,2 g de goma guar
- 1 g de pigmento óxido negro
- 2 gotas de extracto de semilla de pomelo

Elaboración
- Vierte el hidrolato y el agua en un recipiente, espolvorea la goma guar y espera a que se hidrate.
- Cuando la goma ya esté hidratada, bate hasta que obtengas un gel suave y homogéneo.
- Agrega poco a poco el pigmento óxido negro y bate a medida que lo vayas añadiendo para que no se formen grumos.
- Incorpora el extracto de semilla de pomelo, remueve bien y envasa en una botella para delineador ayudándote con una pipeta o jeringa.

Uso y conservación
Aplica con un pincel. Conserva en un lugar fresco, seco y oscuro; dura hasta un mes.

MÁSCARA DE PESTAÑAS

Rostro — TODO TIPO DE PIELES

Presume de pestañas bonitas con este embellecedor a base de aceite de jojoba, muy valorado por fortalecer el pelo.

Ingredientes para 10 g
- 2 g de aceite vegetal de jojoba
- 0,8 g de cera Polawax
- 0,1 g de cera candelilla
- 4,3 g de hidrolato de aciano o de manzanilla
- 0,8 g de goma arábiga
- 2 g de pigmento óxido negro
- 2 gotas de extracto de semilla de pomelo

Elaboración
- Pon en un bol el aceite de jojoba y el pigmento óxido negro, remueve y añade las ceras. En otro bol, echa el hidrolato y la goma.
- Calienta ambos recipientes al baño maría y, mientras tanto, ve batiendo el hidrolato y la goma hasta que obtengas un gel suave.
- Cuando todo haya alcanzado los 75°C, retira del fuego y vierte, mientras bates, la mezcla acuosa sobre la oleosa hasta que emulsione.
- Pon en un baño de agua fría, agrega el extracto de semilla de pomelo, bate y envasa.

Uso y conservación
Aplica como de costumbre. Conserva en un lugar fresco, seco y oscuro; dura hasta un mes.

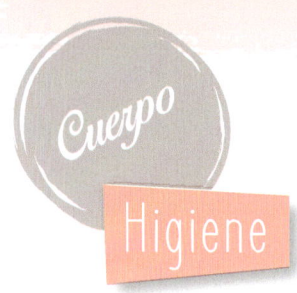

GEL DE DUCHA DE HIGO

Este gel de ducha, apto para todo tipo de pieles, limpia y suaviza. Gracias a los principios activos de los higos, también es útil para pieles con acné.

Ingredientes para 100 g
- 90 g de base suave neutra
- 10 g de extracto hidroglicerinado de higo
- 8 gotas de fragancia natural a higo
- 1 gota de colorante de clorofila

Elaboración
- Vierte en un recipiente la base suave neutra y agrega los ingredientes uno a uno mezclando con una cuchara entre cada adición.
- Con la ayuda de un embudo, vierte el gel en una botella de 100 ml y tapa.

Uso y conservación
Aplica como de costumbre. Conserva en un lugar fresco, seco y oscuro; dura hasta tres meses.

GEL DE DUCHA DE LAVANDA

Por su delicado aroma y por sus propiedades antisépticas, la lavanda es una de las plantas más valoradas en la industria cosmética. Combinada con el geranio y la palmarosa, en este jabón dan lugar a un producto ideal para pieles grasas.

Ingredientes para 100 g
- 100 g de base suave neutra
- 12 gotas de aceite esencial de lavanda fina
- 4 gotas de aceite esencial de geranio
- 4 gotas de aceite esencial de palmarosa
- 2 gotas de colorante natural morado

Elaboración
- Vierte en un recipiente la base suave neutra y agrega los ingredientes uno a uno mezclando con una cuchara entre cada adición.
- Con la ayuda de un embudo, vierte el gel en una botella de 100 ml.

Uso y conservación
Aplica como de costumbre. Conserva en un lugar fresco, seco y oscuro; dura hasta tres meses.

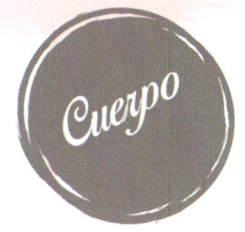

GEL DE DUCHA DE AZAHAR

La frescura que aportan el hidrolato de azahar y el aceite esencial petitgrain, así como el poder hidratante de la urea, hacen de este gel de ducha un aliado perfecto para pieles secas y sensibles.

Ingredientes para 100 g
- 90 g de base suave neutra
- 2 g de urea
- 8 g de hidrolato de azahar
- 17 gotas de aceite esencial petitgrain
- 1 hebra de azafrán natural

Elaboración
- Coloca en un recipiente el hidrolato de azahar, la hebra de azafrán y la urea y remueve hasta que esta se haya disuelto completamente.
- Agrega la base suave neutra y remueve, y añade el resto de los ingredientes mezclando con una cuchara entre cada adición.
- Con la ayuda de un embudo, vierte el gel en una botella de 100 ml.

Uso y conservación
Aplica como de costumbre. Conserva en un lugar fresco, seco y oscuro; dura hasta tres meses.

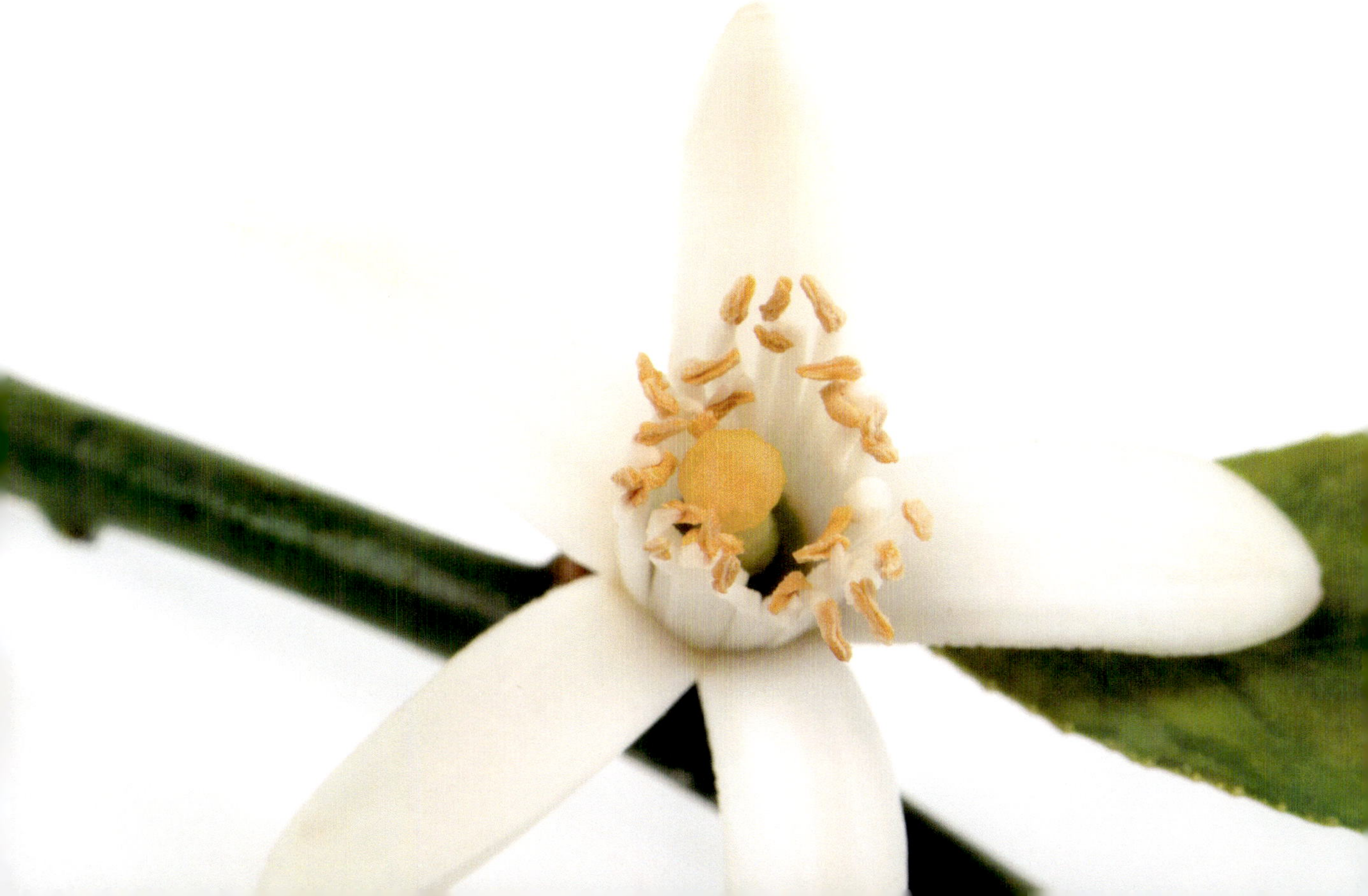

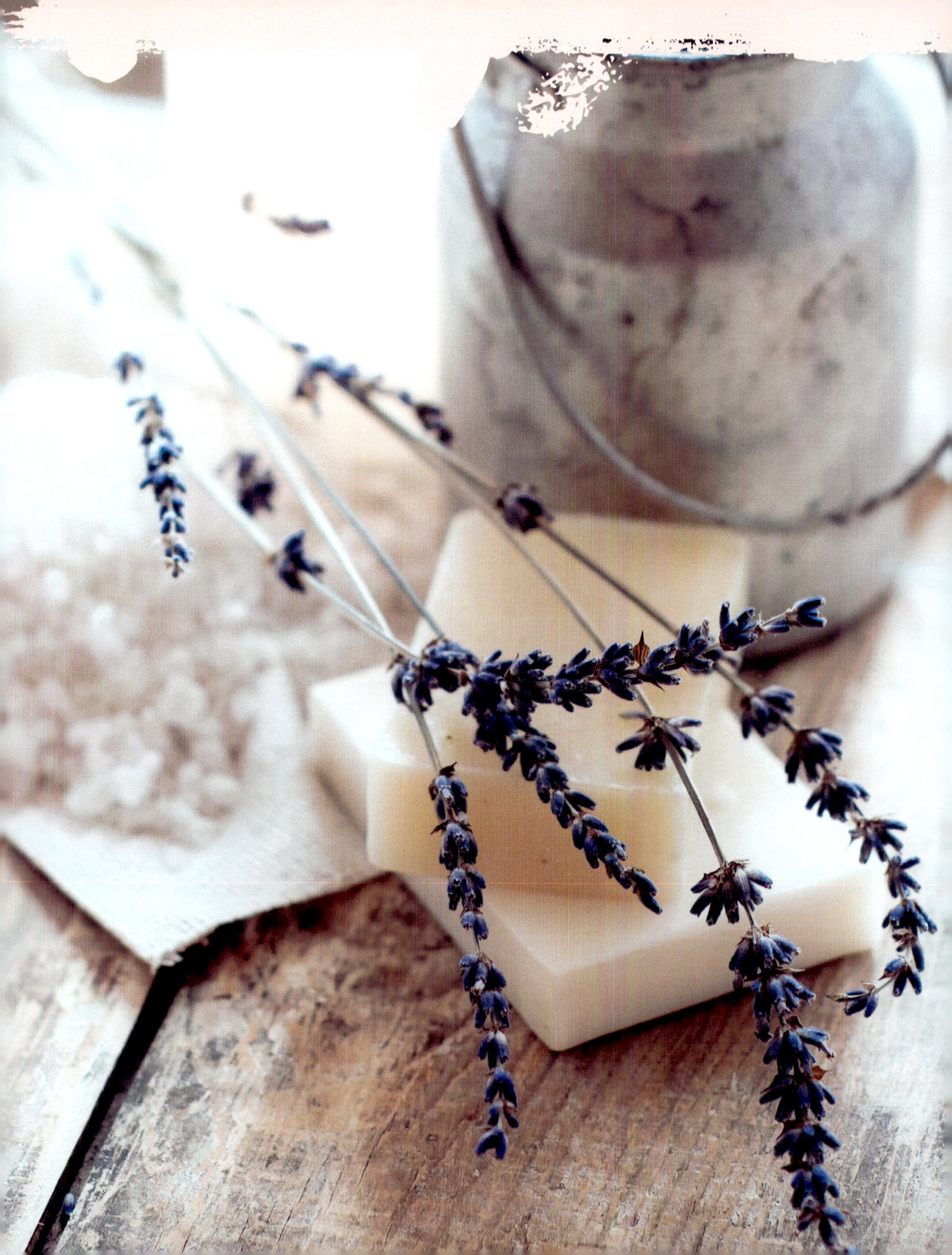

JABÓN DE LECHE, AVENA Y MIEL

La avena, la leche y la miel son calmantes, hidratantes y emolientes. La miel, además, tiene propiedades antiinflamatorias, por lo que este jabón es ideal para usarlo en pieles sensibles, secas e irritadas.

Ingredientes para 125 g
- 125 g de base de jabón cristal
- 2 cucharaditas de avena coloidal o harina de avena
- 1 cucharadita de leche en polvo
- 1 cucharadita de miel de abejas
- 10 gotas de fragancia a coco-canela

Elaboración
- Corta el jabón en cubos y caliéntalo en un recipiente al baño maría.
- Cuando se haya derretido retira de la fuente de calor y agrega el resto de los ingredientes de uno en uno, mezclando entre cada adición.
- Vierte en un molde de silicona, déjalo solidificar y desmóldalo.

Uso y conservación
Puedes usarlo como jabón de manos o de cuerpo. Consérvalo envuelto en film transparente o en una bolsa de cierre hermético; dura hasta un año.

JABÓN DE LA PROVENZA

Este jabón es un clásico por su frescura y su embriagador aroma. Además, es idóneo para pieles con eccemas, dermatitis o alergias, pues la lavanda es antiinflamatoria y antiséptica.

Ingredientes para 100 g
- 100 g de base de jabón blanca opaca
- 25 gotas de aceite esencial de lavanda fina
- 2 g de aceite vegetal de aguacate
- ¼ de cucharadita de pigmento óxido violeta

Elaboración
- Corta el jabón en cubos y caliéntalo en un recipiente al baño maría.
- En cuanto se haya derretido, retíralo de la fuente de calor. Agrega el aceite vegetal y el pigmento violeta y remueve para que se integre completamente.
- Por último, añade el aceite esencial de lavanda y remueve con suavidad.
- Vierte en un molde de silicona, déjalo solidificar y desmóldalo.

Uso y conservación
Puedes usarlo como jabón de manos o de cuerpo. Consérvalo envuelto en film transparente o en una bolsa de cierre hermético; dura hasta un año.

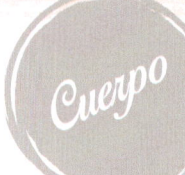

Cuerpo

DENTÍFRICO DE HIERBABUENA Y LIMÓN

Esta pasta de dientes artesanal es muy completa, pues la hierbabuena es excelente para refrescar la boca, el limón evita el mal aliento y el carbonato de calcio combate la placa.

Ingredientes para 50 g
- 43 g de hidrolato de limón
- 5 g de carbonato de calcio
- 1,3 g de goma guar
- 10 gotas de aceite esencial de hierbabuena
- 12 gotas de extracto de semilla de pomelo

Elaboración
- Vierte el hidrolato en un recipiente, espolvorea la goma guar para que se vaya hidratando y bate la mezcla hasta que se forme un gel.
- Añade poco a poco el carbonato de calcio batiendo constantemente para que no se formen grumos.
- Agrega el resto de los ingredientes y bate hasta que quede una pasta suave.
- Vierte el dentífrico en una botella *airless* y tápala bien.

Uso y conservación
Cepíllate los dientes y enjuaga. Conserva en un lugar fresco, seco y oscuro; dura hasta un mes.

LOCIÓN BUCAL DE HIERBABUENA

Este enjuague bucal es muy popular por sus propiedades antisépticas y bactericidas; deja el aliento fresco y con un sabor agradable.

Ingredientes para 100 g
- 88 g de hidrolato de hierbabuena
- 4 g de alcohol de 70° de farmacia
- 6 g de glicerina vegetal
- 1 pizca de bicarbonato de sodio
- 15 gotas de tintura de propóleos
- 24 gotas de extracto de semilla de pomelo

Elaboración
- Pon todos los ingredientes en un recipiente y remueve.
- Vierte la mezcla en una botella, tapa y agita.

Uso y conservación
Usa una vez al día. Conserva en la nevera; dura hasta un mes.

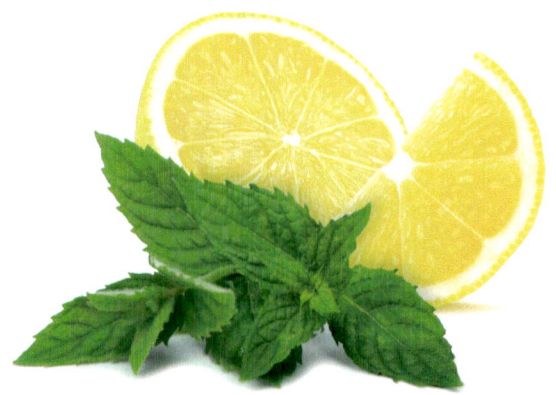

DESODORANTE EN *ROLL-ON*

Está recomendado para pieles sensibles y rasuradas pues tanto la alantoína como el maíz tienen propiedades calmantes. El alumbre ayuda a combatir las bacterias que causan el mal olor.

Ingredientes para 50 g
- 32 g de gel de aloe vera
- 1 g de piedra de alumbre en polvo
- 10 g de agua mineral o destilada
- 0,5 g de alantoína
- 5 g de almidón de maíz
- 24 gotas de fragancia a violetas
- 10 gotas de extracto de semilla de pomelo

Elaboración
- Pon en un recipiente el gel de aloe vera y la piedra de alumbre y bate hasta que se disuelva.
- En otro recipiente coloca el resto de los ingredientes y bátelos hasta que se forme una pasta homogénea.
- Agrega esta pasta al aloe vera y vuelve a batir hasta que se quede perfectamente integrada.
- Vierte en un envase de *roll-on* y tapa bien.

Uso y conservación
Aplica como un desodorante convencional. Conserva en un lugar fresco, seco y oscuro; dura hasta un mes.

DESODORANTE EN BARRA

Este desodorante lleva dos aceites esenciales antimicrobianos que combaten las bacterias que causan el mal olor. Puedes personalizarlo a tu gusto cambiando la fragancia.

Ingredientes para 50 g
- 33,3 g de aceite vegetal de coco fraccionado o coco caprílico
- 15,7 g de ácido esteárico
- 3 gotas de aceite esencial de palmarosa
- 6 gotas de aceite esencial de lavanda
- 16 gotas de fragancia natural a flor de tiaré

Elaboración
- Pon el aceite vegetal de coco fraccionado y el ácido esteárico en un recipiente y caliéntalos al baño maría hasta que se fundan.
- Retira el recipiente del baño maría, agrega los aceites esenciales y la fragancia y bátelo todo hasta que se homogeneice.
- Vierte el bálsamo en un envase para barras y espera tres horas antes de usar.

Uso y conservación
Aplica como un desodorante convencional. Conserva en un lugar fresco, seco y oscuro; dura hasta seis meses.

Cabello — Higiene

CHAMPÚ DE SALVIA

Utiliza este champú para calmar, hidratar y fortalecer tu cabello gracias a las propiedades de la provitamina B5, la urea y la salvia.

Ingredientes para 100 g
- 90 g de base suave neutra
- 6 g de urea
- 52 gotas de provitamina B5 o pantenol
- 15 gotas de aceite esencial de salvia

Elaboración
- Coloca todos los ingredientes en un recipiente y remuévelos sin llegar a batir.
- Vierte el champú en una botella dispensadora y tapa.

Uso y conservación
Aplica como acostumbres. Conserva en un lugar fresco, seco y oscuro; dura hasta tres meses.

CHAMPÚ PARA PUNTAS ABIERTAS

Las proteínas de seda dejan tu cabello suave y fácil de peinar; la selección de aceites esenciales y la fitoqueratina protegen y reparan los cabellos dañados y las puntas abiertas.

Ingredientes para 100 g
- 90 g de base suave neutra
- 54 gotas de fitoqueratina
- 50 gotas de proteínas de seda
- 5 gotas de aceite esencial de geranio bourbon
- 5 gotas de aceite esencial de palmarosa
- 6 gotas de aceite esencial de ylang ylang

Elaboración
- Pon todos los ingredientes en un recipiente y remuévelos sin llegar a batir.
- Vierte el champú en una botella dispensadora y tapa.

Uso y conservación
Aplica como acostumbres. Conserva en un lugar fresco, seco y oscuro; dura hasta tres meses.

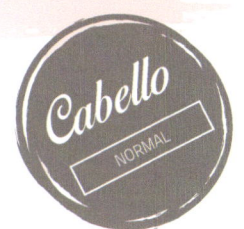

CHAMPÚ SÓLIDO DE ARCILLA ROJA

Este champú es un buen fortalecedor y protector capilar. Gracias a su contenido en aceite esencial de ciprés y arcilla roja cuida el cuero cabelludo sensible y da brillo a los cabellos.

Llévalo contigo a donde vayas; una pastilla de 50 g dura 80 lavados.

Ingredientes para la infusión
- 2 cucharadas de cola de caballo
- ½ taza de agua mineral o destilada

Ingredientes para 60 g
- 30 g de sodium coco sulfato
- 45 g de sodium cocoyl isethionate
- 10 g de aceite vegetal de aguacate
- 5 g de arcilla roja
- 15 g de infusión de cola de caballo
- 20 gotas de aceite esencial de ciprés
- 2 gotas de vitamina E

Elaboración
- Pon en un recipiente la cola de caballo, lleva a ebullición el agua y viértela sobre la planta. Tapa con un plato, deja reposar 10 minutos, cuela con un filtro de café y reserva.
- Pon en otro recipiente el sodium coco sulfato, el sodium cocoyl isethionate, la arcilla, la infusión de cola de caballo y el aceite vegetal de aguacate y caliéntalo todo al baño maría. Mientras se calienta, ve aplastando y mezclando para conseguir una textura de pasta.
- Retira del baño maría y agrega el aceite esencial y la vitamina E y, con guantes desechables, amasa la pasta hasta que quede suave.
- Métela en un molde de silicona, compáctala todo lo que puedas e introdúcela en el congelador durante 15 minutos.
- Desmolda y deja secar a la sombra durante uno o dos días antes de usarlo.

Uso y conservación
Frota suavemente tu cabello mojado con la pastilla de champú hasta que haga espuma. Extiende la espuma por todo el cabello, masajea y enjuaga bien. Deja la pastilla al aire libre para que se seque y consérvala en un bote, una lata o una jabonera lejos del agua y de la humedad hasta el siguiente uso. El producto dura hasta seis meses.

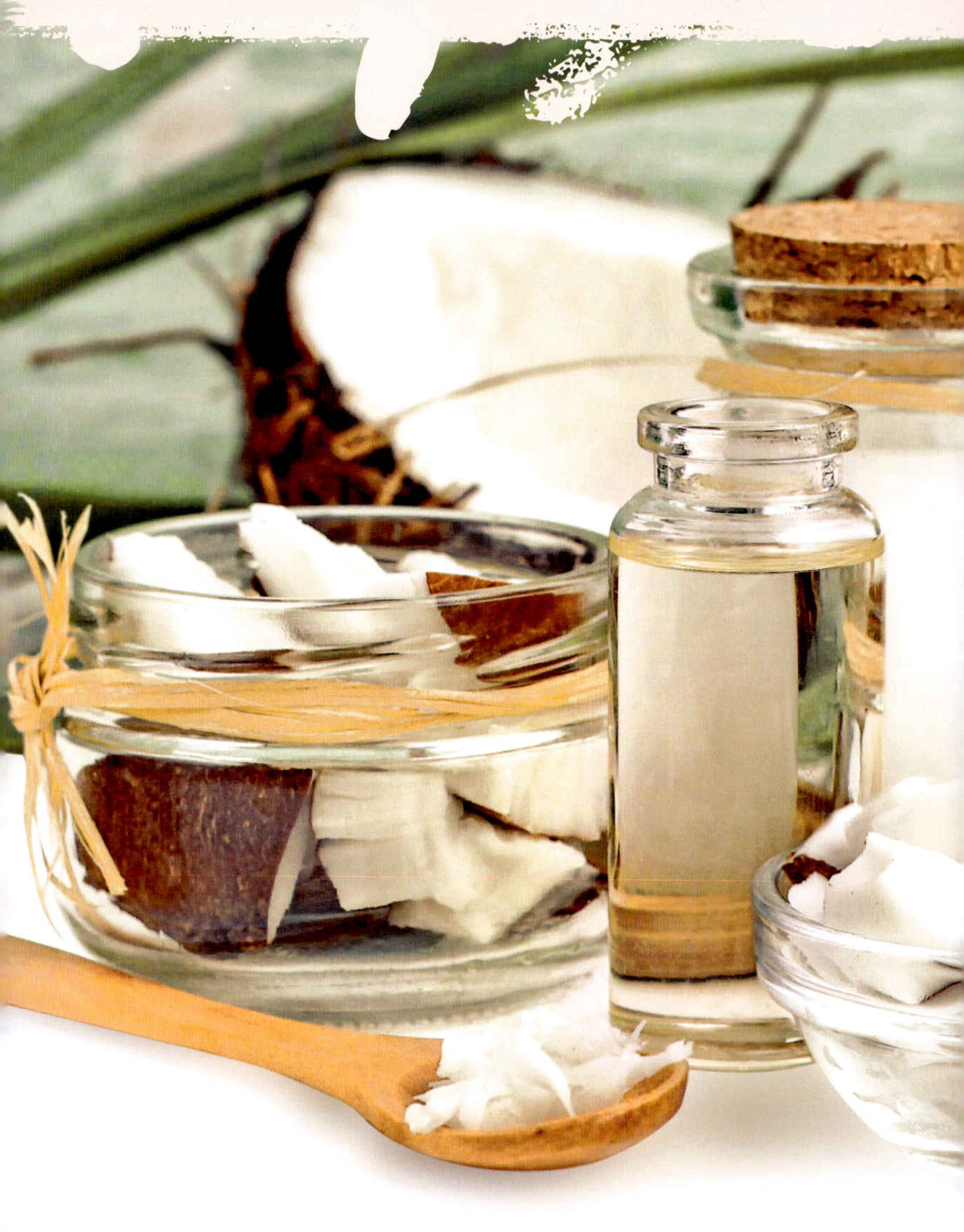

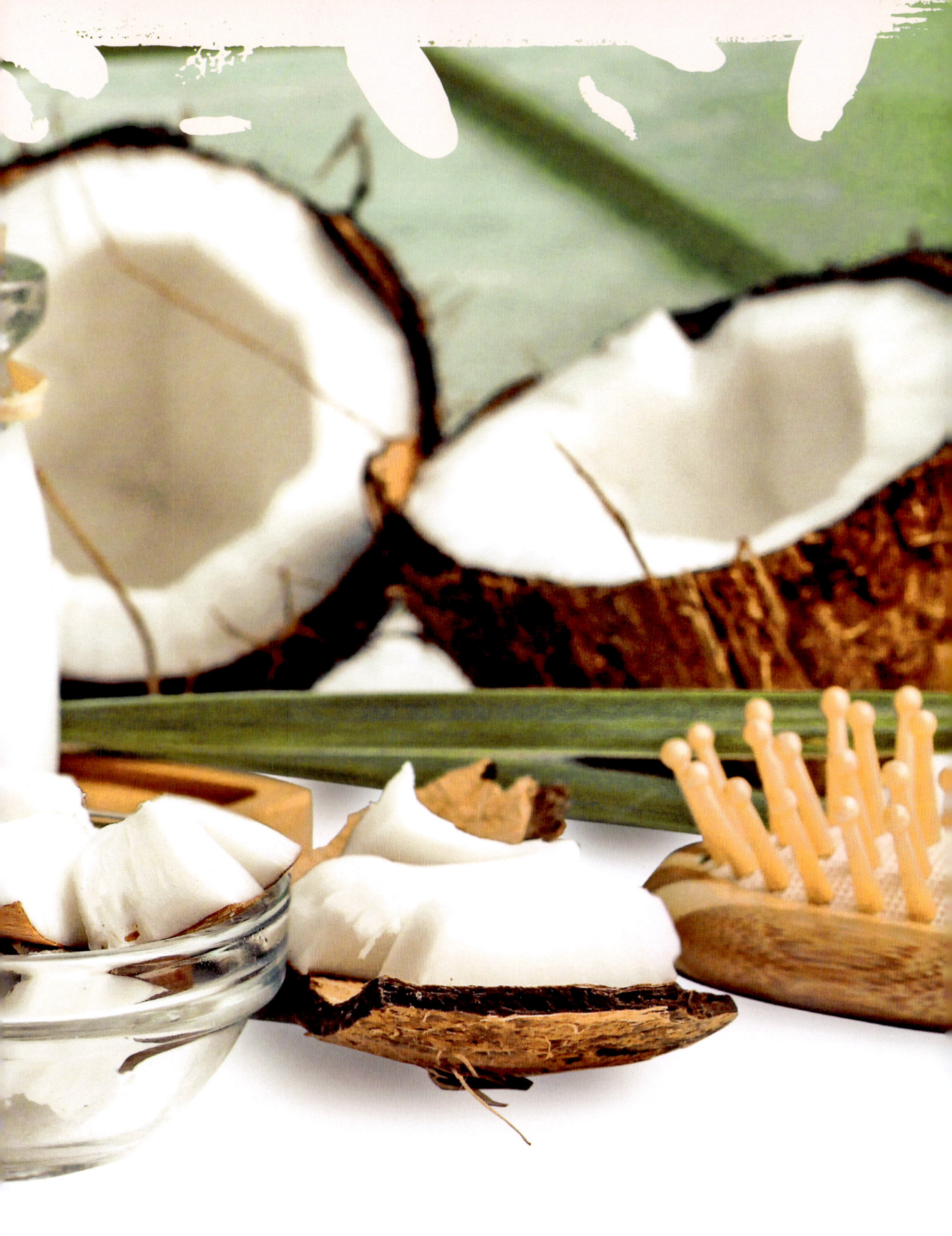

Cabello

CHAMPÚ DE LEMONGRASS

El lemongrass brinda a este producto propiedades antibacterianas, antifúngicas y purificantes, y las proteínas de arroz le otorgan capacidad hidratante y acondicionadora. Utiliza este champú para purificar, hidratar y fortalecer tu cabello.

Ingredientes para 100 g
- 90 g de base suave neutra
- 50 gotas de proteínas de arroz
- 17 gotas de aceite esencial de lemongrass

Elaboración
- Pon todos los ingredientes en un recipiente y remuévelos sin llegar a batir.
- Vierte el champú en una botella dispensadora y tapa.

Uso y conservación
Utiliza el champú como acostumbres, enjuaga y luego aplica un acondicionador o mascarilla si tu cabello lo necesita. Conserva en un lugar fresco, seco y oscuro; dura hasta tres meses.

CHAMPÚ CON CERAMIDAS VEGETALES

Con propiedades antibacterianas y antimicóticas, combate la caspa y la seborrea. Es purificante, regenerante y reparador; ideal para tratar cueros cabelludos grasos y reparar puntas secas.

Ingredientes para 100 g
- 90 g de base suave neutra
- 50 gotas de ceramidas vegetales
- 5 gotas de aceite esencial de enebro
- 5 gotas de aceite esencial de cedro del Atlas
- 6 gotas de aceite esencial de árbol de té

Elaboración
- Coloca todos los ingredientes en un recipiente y remuévelos sin llegar a batir.
- Vierte el champú en una botella dispensadora y tapa.

Uso y conservación
Utiliza el champú como acostumbres, enjuaga y luego aplica un acondicionador o mascarilla si tu cabello lo necesita. Conserva en un lugar fresco, seco y oscuro; dura hasta tres meses.

CHAMPÚ SÓLIDO DE ROMERO

Es un excelente champú fortalecedor y protector capilar; el romero le da brillo a los cabellos oscuros, trata las raíces grasas, repara las puntas secas y ayuda a detener la caída del cabello.

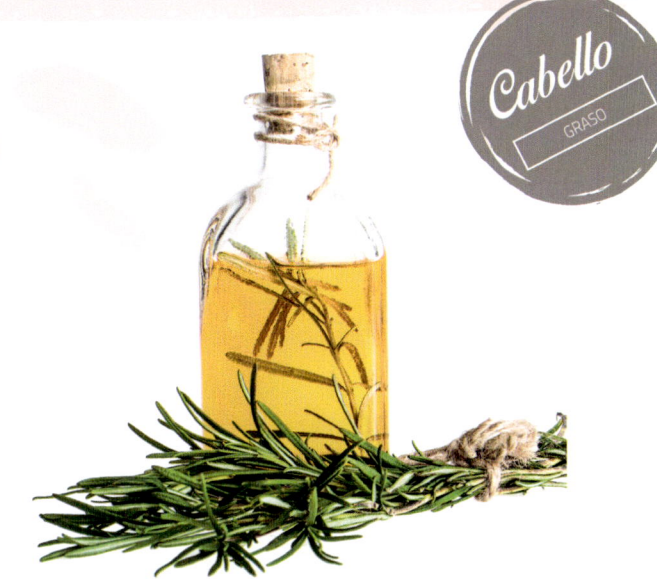

Cabello
GRASO

Ingredientes para la infusión
- Una ramita de romero fresco
- ½ taza de agua mineral o destilada

Ingredientes para 100 g
- 30 g de sodium coco sulfato
- 45 g de sodium cocoyl isethionate
- 10 g de polvo de romero
- 15 g de infusión de romero
- 10 gotas de aceite esencial de romero

Elaboración

- Pon las hojas de romero en una taza y lleva el agua a ebullición. Luego vierte el agua hirviendo sobre el romero, tapa con un plato y deja reposar unos 10 minutos. Filtra con un colador fino y reserva.
- Coloca el sodium coco sulfato, el sodium cocoyl isethionate, el romero en polvo y la infusión de romero en un recipiente, calienta al baño maría y remueve hasta que se forme una pasta maleable.
- Retira del baño maría y espera a que se enfríe un poco. A continuación, agrega el aceite esencial, remueve bien y, con guantes desechables, amasa la pasta hasta que quede lisa.
- Introduce la masa en un molde, presiona fuertemente para compactarla y guarda en el congelador durante 15 minutos.
- Desmolda y deja secar durante dos días antes de usarlo.

Uso y conservación

Frota suavemente tu cabello mojado con la pastilla de champú hasta que haga espuma. Extiéndela por toda la melena, masajea y enjuaga bien. Luego puedes usar un acondicionador o mascarilla. Deja la pastilla al aire libre para que se seque y luego guárdala en un tarro, una lata o una jabonera lejos del agua y de la humedad hasta el siguiente uso. El producto dura hasta seis meses.

Cabello

CHAMPÚ CON CERAMIDAS Y MIEL

Gracias a las ceramidas vegetales, que forman un film protector alrededor de los cabellos otorgándoles flexibilidad, y al honeyquat, un extracto de miel que acondiciona e hidrata en profundidad, podrás usar este champú para calmar, hidratar y fortalecer tu melena.

Ingredientes para 100 g
- 90 g de base suave neutra
- 6 g de urea
- 50 gotas de ceramidas vegetales
- 10 gotas de honeyquat
- 15 gotas de aceite esencial de salvia

Elaboración
- Coloca todos los ingredientes en un recipiente y remuévelos sin llegar a batir.
- Vierte el champú en una botella dispensadora y tapa.

Uso y conservación
Utiliza el champú como acostumbres. Conserva en un lugar fresco, seco y oscuro; dura hasta tres meses.

CHAMPÚ DE TÉ VERDE

El extracto de té verde proporciona hidratación profunda al cabello y al cuero cabelludo. También fortalece la capa hidrolipídica, cierra las cutículas y estimula el crecimiento capilar. Está especialmente indicado para restaurar el cabello largo.

Ingredientes para 100 g
- 90 g de base suave neutra
- 50 gotas de extracto hidroglicerinado de té verde
- 50 gotas de proteínas de seda
- 10 gotas de aceite esencial de incienso

Elaboración
- Coloca todos los ingredientes en un recipiente y remuévelos sin llegar a batir.
- Vierte el champú en una botella dispensadora y tapa.

Uso y conservación
Utiliza el champú como acostumbres. Conserva en un lugar fresco, seco y oscuro; dura hasta tres meses.

CHAMPÚ SÓLIDO DE KOKUM Y GERANIO

Esta pastilla de champú contiene aceite de argán y manteca de kokum, muy utilizados para productos capilares porque hidratan y dan vitalidad, brillo y protección.

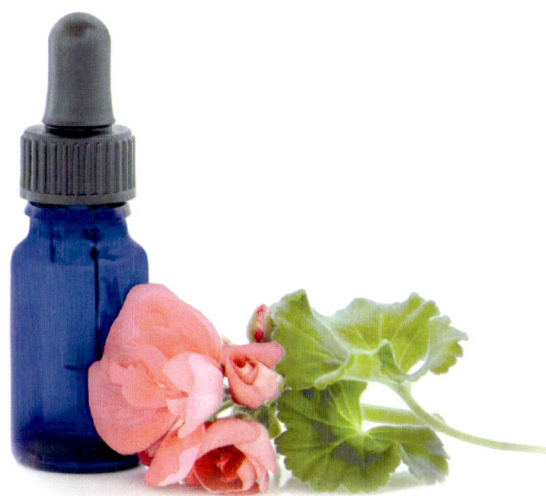

Ingredientes para 100 g
- 60 g de sodium cocoyl isethionate
- 4 g de aceite vegetal de argán
- 10 g de manteca de kokum
- 10 g de hidrolato de geranio
- 5 g de polvo vegetal de amla
- 10 g de polvo vegetal de shikakai
- 5 g de provitamina B5 o pantenol
- 2 gotas de vitamina E
- 20 gotas de aceite esencial de geranio

Elaboración

- Coloca el sodium cocoyl isethionate, el hidrolato, el aceite vegetal de argán, la manteca de kokum y los polvos vegetales en un recipiente, caliéntalos al baño maría y remueve hasta que obtengas una pasta maleable.
- Retira del baño maría y espera a que la mezcla se enfríe un poco. A continuación, agrega las vitaminas y el aceite esencial de geranio, remueve y, con guantes desechables, amasa bien la pasta hasta que quede lisa.
- Mete la masa en un molde, presiona con fuerza para compactarla e introdúcela en el congelador durante 15 minutos.
- Desmolda y deja secar durante uno o dos días antes de usarla.

Uso y conservación

Frota tu cabello mojado con la pastilla de champú hasta que haga espuma. Extiéndela por toda la melena, masajea y enjuaga bien. Luego puedes usar un acondicionador o una mascarilla. Deja la pastilla al aire libre para que se seque y luego guárdala en un tarro, una lata o una jabonera lejos del agua y de la humedad hasta el siguiente uso. El producto dura hasta seis meses.

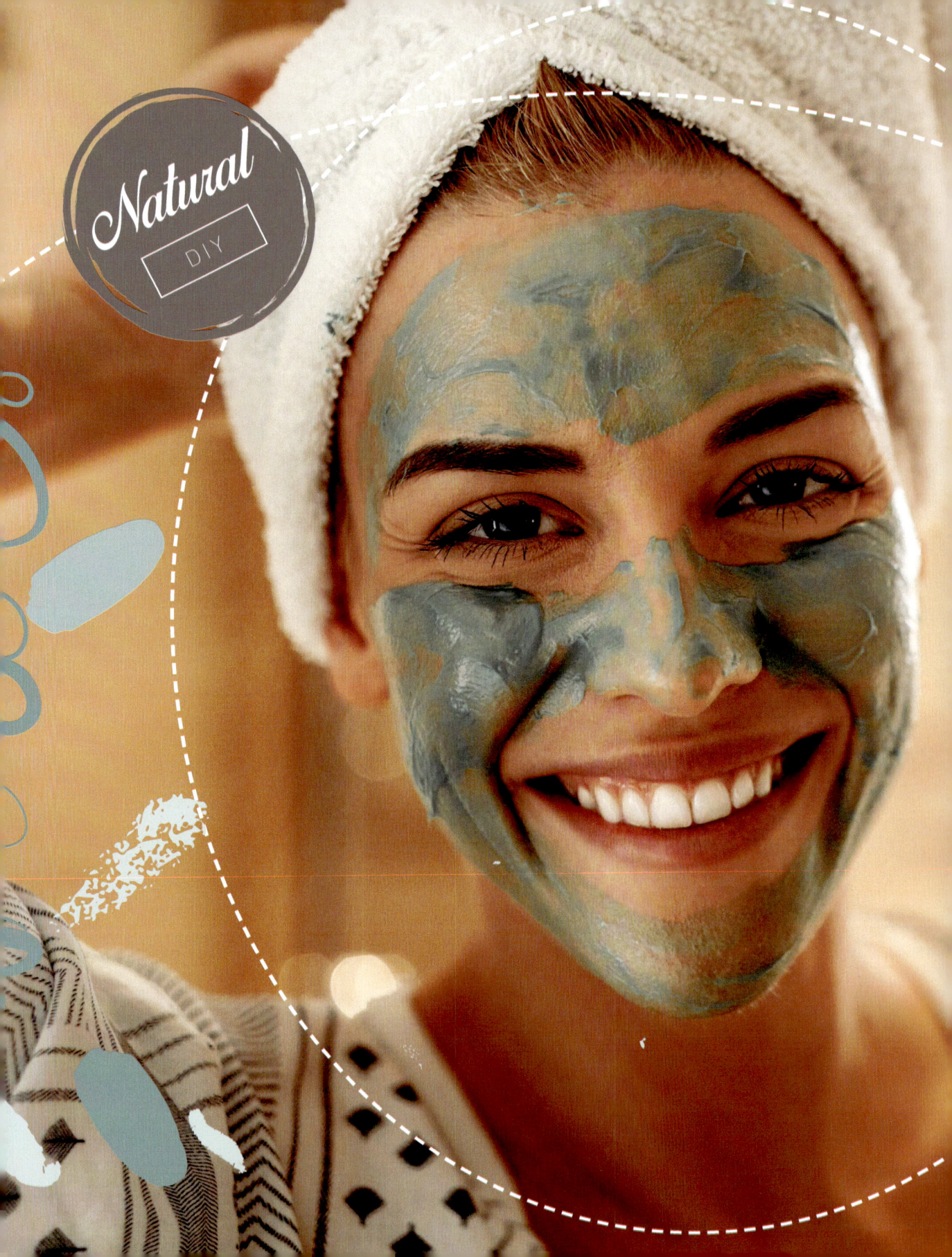

Cosmética semanal

Tu piel y tu cabello necesitan periódicamente tratamientos complementarios, más profundos y exhaustivos, para reforzar su cuidado diario. Dedícate algo más de tiempo, al menos **una vez a la semana**, para exfoliar, purificar e hidratar tu piel, nutrir y fortalecer la vitalidad de tus cabellos o simplemente relajarte con un suave masaje o un agradable baño aromático.

Resérvate un día a la semana para cuidarte y mimarte.

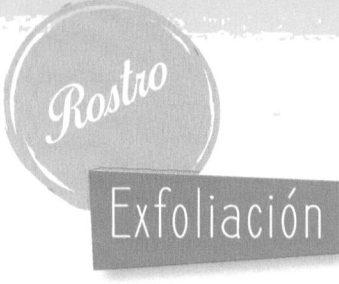

Rostro: Exfoliación

EXFOLIANTE DE COCO Y VAINILLA

Este exfoliante de azúcar retiene la humedad en la piel y es perfecto para retirar las células muertas y limpiar los poros.

Ingredientes para 50 g
- 3 cucharadas de azúcar glas en polvo
- 2 cucharadas de oleato de vainilla
- 1 vaina de vainilla
- 2 gotas de fragancia natural a coco
- 2 gotas de fragancia natural a vainilla
- 2 gotas de vitamina E

Elaboración
- Pon el azúcar, el oleato de vainilla y la vitamina E en un recipiente y remueve.
- Abre una vaina de vainilla, raspa sus semillas, agrégalas a la mezcla anterior y remueve.
- Por último, añade las fragancias, remueve y envasa en un tarro de boca ancha.

Uso y conservación
Echa una cucharadita de exfoliante en tus manos y masajéate el rostro y escote una vez a la semana. Enjuaga con agua fría o tibia. Conserva en un lugar fresco, seco y oscuro; dura hasta tres meses.

EXFOLIANTE PUMPKIN PIE

Las especias finamente molidas actúan como un ligero exfoliante y los aceites de avellana y almendra nutren la piel dejándola fina y suave.

Ingredientes para la mezcla de especias en polvo Pumpkin Pie
- 2 cucharaditas de canela
- 2 cucharaditas de jengibre
- 2 cucharaditas de nuez moscada
- 1 cucharadita de pimienta de Jamaica
- 1 cucharadita de clavo

Ingredientes para 100 g
- 6 cucharadas de sal extrafina
- 2 cucharadas de aceite vegetal de avellanas
- 2 cucharadas de aceite vegetal de almendras
- 1 cucharadita de café de la mezcla Pumpkin Pie
- 4 gotas de vitamina E

Elaboración
- Prepara la mezcla de especias Pumpkin Pie.
- En un recipiente, echa todos los ingredientes, remueve hasta que esté todo bien integrado y envasa en un tarro de boca ancha.

Uso y conservación
Echa una cucharadita de exfoliante en tus manos y masajéate el rostro y escote una vez a la semana. Enjuaga con agua fría o tibia. Conserva en un lugar fresco, seco y oscuro; dura hasta tres meses.

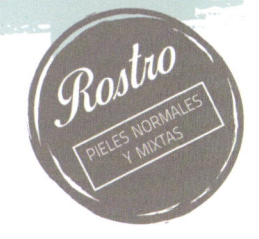

Purificación

MASCARILLA DE ALOE VERA

Está especialmente indicada para desintoxicar y nutrir la piel después de una exfoliación.

Ingredientes para 50 g
- 18 g de arcilla amarilla
- 22 g de gel de aloe vera
- 5 g de alga chlorella en polvo
- 5 g de aceite vegetal de nuez

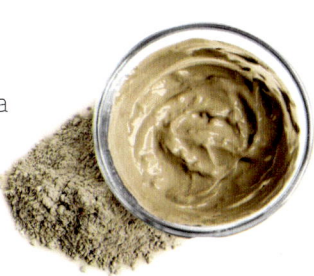

Elaboración
- Pon el gel de aloe vera en un recipiente y echa la arcilla amarilla poco a poco removiendo con una cuchara hasta que se forme una pasta.
- Agrega el alga, remueve, vierte el aceite vegetal de nuez y vuelve a remover.

Uso y conservación

Aplica con las manos limpias en el rostro y el cuello procurando evitar los labios y el área del contorno de ojos. Déjala actuar entre 5-10 minutos y enjuaga con agua tibia. La mascarilla no se puede conservar, es de un solo uso.

MASCARILLA DE TÉ MATCHA

El té matcha es un poderoso antioxidante que mejora el aspecto de la piel. En combinación con el aceite de arándanos rojos, revitaliza, protege, previene las líneas de expresión y calma.

Ingredientes para la infusión
- 1 saquito de té verde
- ½ taza de agua mineral o destilada

Ingredientes para 50 g
- 8 g de té matcha
- 15 g de arcilla blanca o caolín
- 5 g de gel de aloe vera
- 20 g de infusión de té verde
- 2 g de aceite vegetal de arándanos rojos

Elaboración
- Pon en un recipiente el saquito de té verde, lleva a ebullición el agua, viértela sobre la planta, tapa, deja reposar 10 minutos y reserva.
- En otro recipiente echa el gel, la infusión y el té matcha, mientras bates con un batidor de globo.
- Añade poco a poco la arcilla blanca, remueve, vierte el aceite de arándanos y vuelve a remover.

Uso y conservación

Aplica en el rostro y en el cuello procurando evitar los labios y el área del contorno de ojos. Déjala actuar entre 5-10 minutos y enjuaga con agua tibia. La mascarilla es de un solo uso.

Rostro

Exfoliación

EXFOLIANTE DE ROMERO

Este exfoliante de romero contribuye a que tu piel respire mejor, controle la producción de sebo y luzca más tersa.

Ingredientes para 100 g
- 5 cucharadas de sal extrafina
- 2 cucharadas de azúcar blanco fino
- 1 cucharadita de hojas de romero en polvo
- 2 cucharadas de aceite vegetal de avellanas
- 2 cucharadas de aceite vegetal de jojoba
- 6 gotas de aceite esencial de romero cineol
- 4 gotas de vitamina E

Elaboración
- Echa todos los ingredientes en un recipiente, excepto el aceite esencial, y remueve hasta que se integren bien.
- Agrega el aceite esencial, remueve y envasa.

Uso y conservación
Aplica con las manos limpias en el rostro y el cuello, evitando los labios y el área del contorno de los ojos, y enjuaga con agua templada o tibia. Utiliza este exfoliante una vez a la semana. Conserva en un lugar fresco, seco y oscuro; dura hasta tres meses.

EXFOLIANTE DE PANELA, LIMÓN Y MELÓN

El limón ayuda a regular la producción de sebo y el aceite de semillas de melón hidrata en profundidad.

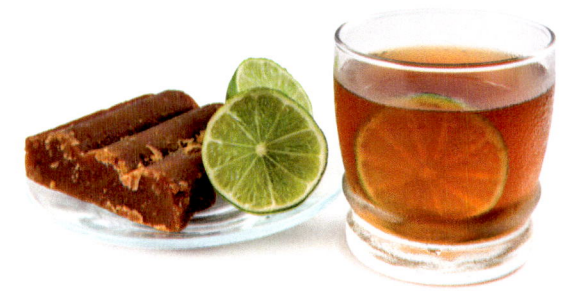

Ingredientes para 50 g
- 30 g de panela (azúcar de caña pura) molida
- 15 g de aceite vegetal de semillas de melón
- 4 gotas de aceite esencial de limón
- 2 gotas de vitamina E

Elaboración
- Pon todos los ingredientes en un recipiente, excepto el aceite esencial, y remueve hasta que se integren bien.
- Agrega el aceite esencial, remueve y envasa.

Uso y conservación
Aplica en el rostro y el cuello, evitando los labios y el área del contorno de los ojos, y enjuaga con agua tibia. Usa una vez a la semana. Conserva en un lugar fresco, seco y oscuro; dura hasta tres meses.

Rostro — PIELES GRASAS

Purificación

MASCARILLA DE LAVANDA Y JOJOBA

Por su frescura y sus propiedades seborreguladoras, esta mascarilla es ideal para aplicar en el cutis graso después de una exfoliación.

Ingredientes para 50 g
- 30 g de arcilla amarilla
- 17 g de hidrolato de lavanda
- 3 g de aceite vegetal de jojoba
- 6 gotas de aceite esencial de palmarosa

Elaboración
- Pon la arcilla en un recipiente, vierte poco a poco el hidrolato y remueve con una cuchara hasta que se forme una pasta.
- Agrega los aceites y remueve.

Uso y conservación
Aplica en el rostro y el cuello, evitando los labios y el área del contorno de los ojos. Déjala actuar entre 5-8 minutos, enjuaga con agua tibia y seca dando golpecitos suaves. Utilízala una o dos veces a la semana. No se puede conservar, es de un solo uso.

MASCARILLA DE PEPINO

El pepino es reconocido por sus propiedades hidratantes y reparadoras. Combinado con la arcilla verde y el aceite de nim, resulta muy eficaz para controlar la producción de sebo cutáneo.

Ingredientes para 50 g
- 30 g de arcilla verde
- 17 g de zumo de pepino
- 3 g de aceite vegetal de nim
- 6 gotas de aceite esencial de árbol de té

Elaboración
- Exprime medio pepino en un exprimidor, vierte el zumo en un recipiente y reserva.
- Pon la arcilla verde en un recipiente, vierte el zumo y remueve con una cuchara.
- Incorpora los aceites y vuelve a remover.

Uso y conservación
Aplica con las manos limpias en el rostro y el cuello, evitando los labios y el área del contorno de los ojos. Déjala actuar entre 5-8 minutos, enjuaga con agua tibia y seca dando golpecitos suaves. Utilízala una o dos veces a la semana. No se puede conservar, es de un solo uso.

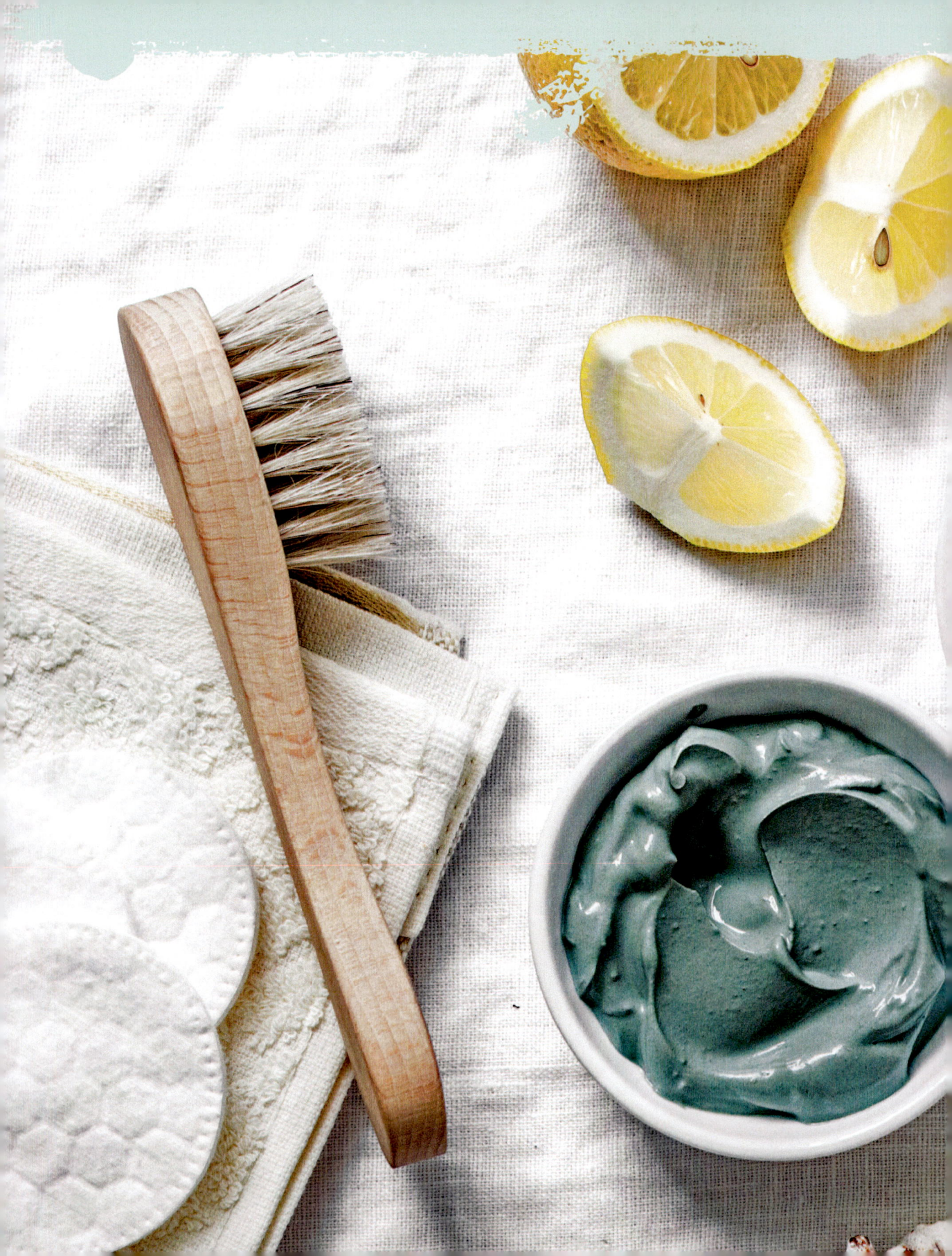

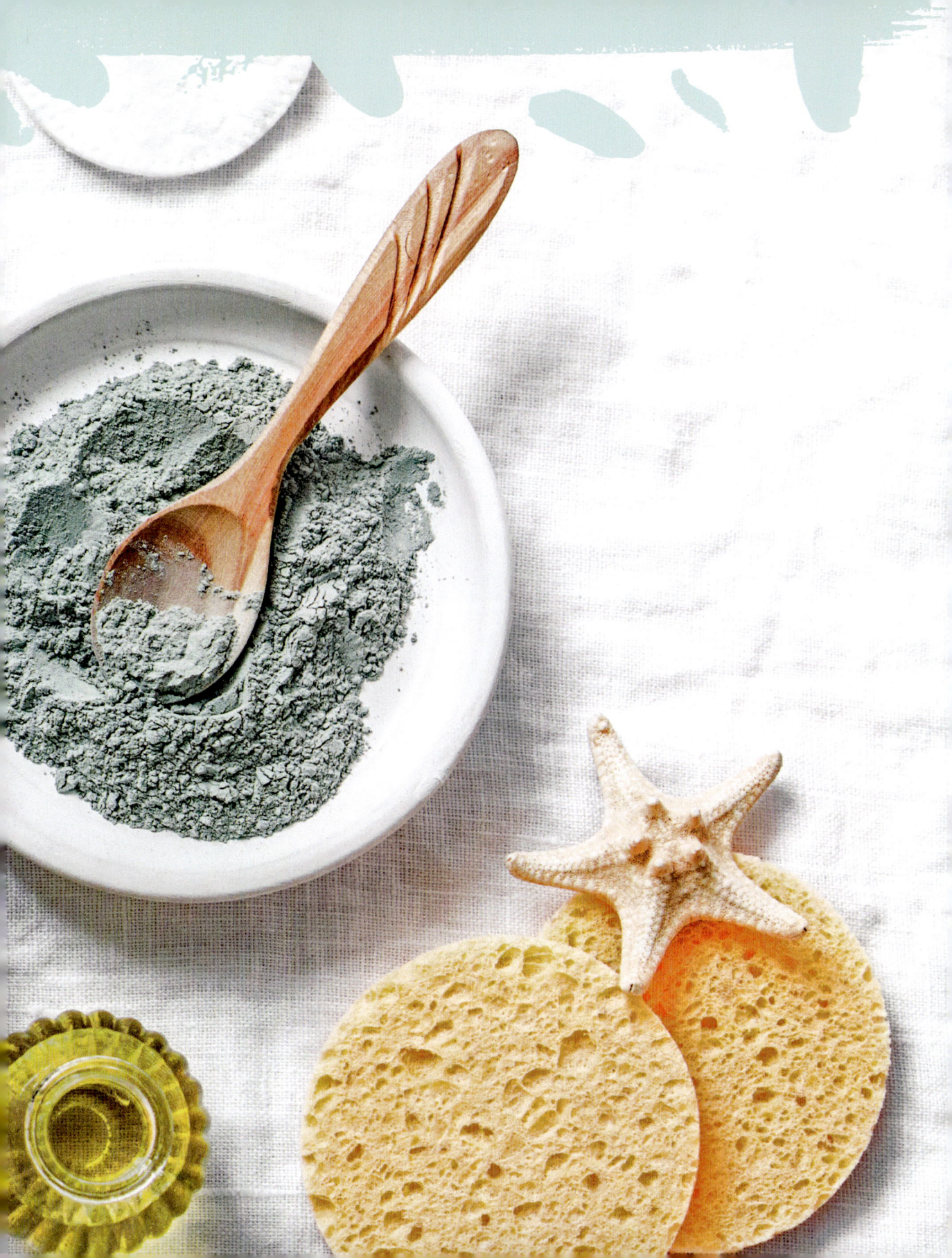

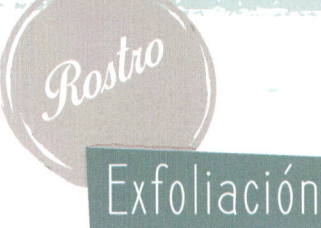

Rostro

Exfoliación

EXFOLIANTE DE ALGODÓN DE AZÚCAR

Este exfoliante es muy suave y dejará tu piel sedosa e hidratada. Puedes agregarle la fragancia cosmética que más te guste o crearlo sin aroma.

Ingredientes para 100 g
- 64,8 g de azúcar glas
- 33 g de aceite vegetal de algodón
- 2 g de fragancia natural a algodón de azúcar
- 2 gotas de vitamina E

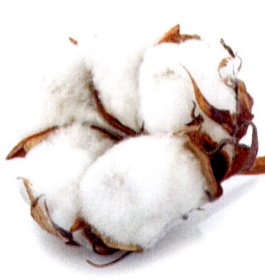

Elaboración
- Coloca todos los ingredientes en un recipiente, excepto la fragancia, y remueve.
- Añade la fragancia, remueve y envasa.

Uso y conservación
Aplica en el rostro con las manos limpias y masajea, evitando los labios y el área del contorno de los ojos, una vez a la semana. Enjuaga con agua templada o fría y seca dando golpecitos suaves. Conserva en un lugar fresco, seco y oscuro; dura hasta tres meses.

EXFOLIANTE DE ARÁNDANOS

En forma de gel, este es un preparado altamente antioxidante y refrescante que, además, estimula la microcirculación.

Ingredientes para 100 g
- 86,8 g de zumo de arándanos
- 2,7 g de goma xantana
- 2 g de glicerina
- 3,5 g de rosa mosqueta en polvo
- 4 g de aceite vegetal de arándanos rojos
- 2 gotas de vitamina E
- 24 gotas de alcohol bencílico

Elaboración
- Exprime los arándanos en un extractor de zumos, vierte la cantidad indicada en un recipiente y reserva.
- Pon la goma xantana y la glicerina en otro recipiente, remueve hasta que obtengas una especie de miel y agrégala al zumo, removiendo con un batidor de globo hasta que se forme un gel.
- Añade el resto de los ingredientes uno a uno, mezclando entre cada adición, y envasa.

Uso y conservación
Aplica en el rostro y el cuello y masajea, evitando los labios y el área del contorno de los ojos, una vez a la semana. Enjuaga con agua templada o tibia. Conserva en la nevera; dura hasta un mes.

Rostro — Pieles secas

Purificación

MASCARILLA DE BANANA

La banana o el plátano de Canarias bien maduro combaten los radicales libres y, combinados con miel, calman, hidratan y acondicionan.

Ingredientes para 15 g
- 5 g de arcilla amarilla
- 5 g de banana o plátano de Canarias maduro
- 5 g de miel de brezo
- 1 o 2 cucharaditas de agua mineral o destilada

Elaboración
- Pon la arcilla, el agua y la miel en un recipiente y remueve hasta que se forme una pasta.
- Agrega la banana troceada y bate la mezcla con un batidor eléctrico hasta que se forme una crema. Si es necesario, añade más agua hasta conseguir la textura deseada.

Uso y conservación
Aplica en el rostro y el cuello y masajea, evitando los labios y el área del contorno de los ojos, una vez a la semana. Déjala actuar entre 5-8 minutos, retírala con una esponja y agua templada, y seca la piel dando golpecitos suaves. No se puede conservar, es de un solo uso.

MASCARILLA DE MALVA

Gracias a su contenido en aceite de nuez del Brasil, malva y urea, esta mascarilla calma, suaviza e hidrata.

Ingredientes para 100 g
- 4 g de arcilla violeta
- 70 g de agua mineral o destilada
- 1,4 g de goma xantana
- 10 g de extracto de malva
- 2 g de urea
- 12 g de aceite vegetal de nuez del Brasil
- 24 gotas de alcohol bencílico

Elaboración
- Vierte el agua en un recipiente, agrégale la urea y remueve hasta que esta se disuelva.
- En otro recipiente disuelve la goma con el extracto de malva y añádela al agua mientras bates, hasta obtener un gel homogéneo.
- Incorpora la arcilla, el aceite vegetal de nuez del Brasil y el alcohol bencílico, remueve y envasa.

Uso y conservación
Aplica, una vez a la semana, en el rostro y el cuello y masajea, evitando los labios y el área del contorno de los ojos. Deja actuar 10 minutos y retírala con agua templada. Conserva en la nevera; dura hasta tres meses.

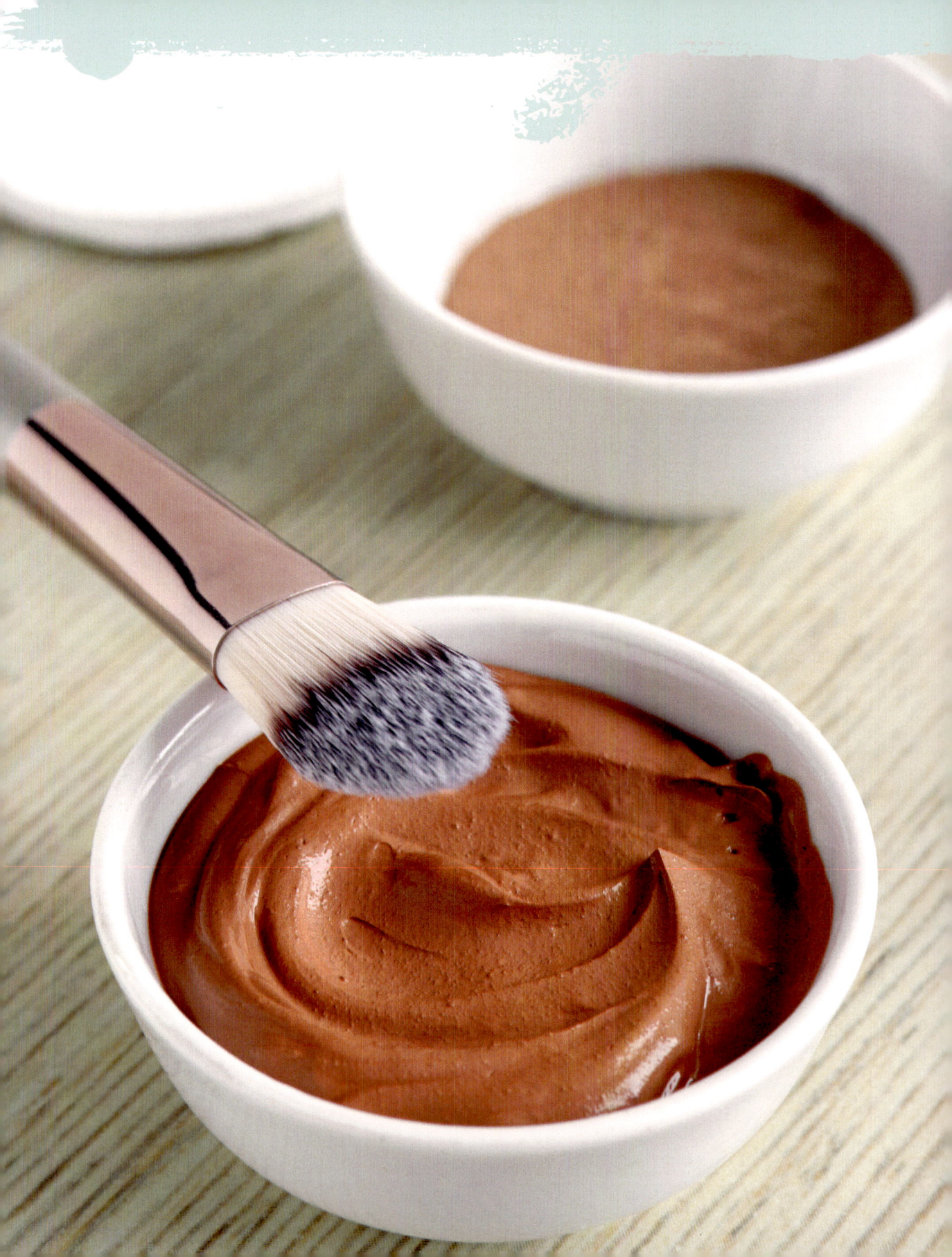

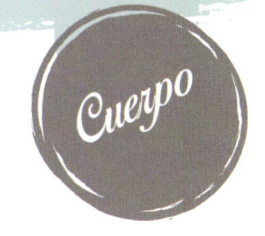

Exfoliación

EXFOLIANTE DE JENGIBRE

El jengibre es una raíz muy utilizada por su alto poder antiséptico, energizante y estimulante. Además, combinada con la cúrcuma y canela, ayuda a elevar las defensas corporales.

Ingredientes para 100 g
- 3 cucharaditas de canela en polvo
- 1 cucharadita de cúrcuma en polvo
- 1 cucharadita de jengibre en polvo
- 20 g de cáscara de almendra molida
- 20 g de hueso de albaricoque molido
- 20 g de jengibre rallado
- 20 g de azúcar blanco
- 10 g de betaína de babasú
- 28 gotas de aceite esencial de jengibre

Elaboración
- Coloca todos los ingredientes en un recipiente, excepto el aceite esencial, y remueve bien.
- Añade el aceite esencial de jengibre, remueve y envasa.

Uso y conservación
Aplica en la ducha con la piel húmeda y enjuaga, una vez a la semana. Conserva el producto en la nevera; dura hasta tres meses.

EXFOLIANTE DE COCO Y CÁRTAMO

Un excelente exfoliante para mantener los talones suaves y sin asperezas todo el año.

Ingredientes para 90 g
- 30 g de hueso de oliva en polvo
- 30 g de piedra pómez en polvo
- 15 g de aceite vegetal de coco
- 15 g de aceite vegetal de cártamo
- 18 gotas de aceite esencial de lavanda
- 2 gotas de vitamina E

Elaboración
- Coloca todos los ingredientes en un recipiente, excepto el aceite esencial, y remueve bien.
- Añade el aceite esencial, remueve y envasa.

Uso y conservación
Frótate los pies con el exfoliante, insistiendo en las partes resecas o duras una o dos veces a la semana. Para relajarte, masajea el pie desde el arco hasta la planta, y desde el talón hacia los dedos. Conserva en un lugar fresco, seco y oscuro; dura hasta tres meses.

La piedra pómez es ideal para retirar la piel muerta de los pies y reducir las asperezas.

Cuerpo

Hidratación

ACEITE DORADO

Este aceite es relipidante e hidratante; aporta brillo a la piel, especialmente en piernas, hombros y escote, y resalta el color de las pieles bronceadas.

Ingredientes para 100 g
- 93 g de oleato de vainilla
- 4,5 g de oleato de gardenia
- 50 gotas de aceite esencial de mandarina roja
- 15 gotas de aceite esencial de rosalina
- 1 gota de aceite esencial de canela
- 4 gotas de vitamina E
- 0,3 g de polvo de mica oro
- 0,3 g de polvo de mica bronce
- 0,3 g de polvo de mica blanco perlado

Elaboración
- Coloca todos los ingredientes en una botella, tápala bien y agita.

Uso y conservación
Agita antes de usar. Utilízalo después de la ducha para hidratar o para dar un poco de luz a tus piernas, hombros o escote. Conserva en un lugar fresco, seco y oscuro; dura hasta seis meses.

BOMBONES FUNDENTES DE CHOCOLATE

Esta manteca con forma de bombones de chocolate es perfecta para hidratarte, calmarte o incluso dar algo de color a la piel.

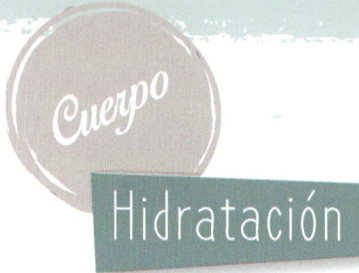

Ingredientes para 50 g
- 15 g de cera de soja
- 15 g de manteca de karité
- 20 g de oleato de vainilla en aceite de cártamo
- 1 cucharadita de cacao puro amargo en polvo
- 36 gotas de fragancia natural a chocolate
- 2 gotas de vitamina E

Elaboración
- Pon en un recipiente la cera de soja, la manteca de karité, el oleato y el cacao y caliéntalos al baño maría hasta que se fundan.
- Retira del fuego, agrega la vitamina E y la fragancia a chocolate.
- Vierte en un molde para bombones y deja solidificar antes de desmoldar.

Uso y conservación
Frota los bombones sobre tu piel después del baño. Conserva en un envase hermético lejos del sol o el calor, o en la nevera. Duran hasta seis meses.

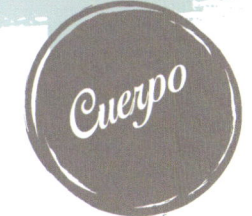

BARRA DE ROMERO

Esta barra sólida hidratante se funde fácilmente con el calor de tu cuerpo, por lo que es muy sencillo extenderla y dar un masaje con ella. Una exquisita manteca que podrás utilizar también para relajarte.

Ingredientes para 50 g
- 24 g de cera de abejas
- 24 g de manteca de cacao
- 2 g de miel de romero
- 14 gotas de aceite esencial de romero
- 4 gotas de vitamina E

Elaboración

- Pon la cera y la manteca de cacao en un recipiente y caliéntalos al baño maría hasta que se fundan.
- Retira del fuego, agrega la miel, remueve y espera a que se enfríe un poco.
- Cuando notes que la manteca comienza a volverse densa, agrega el aceite esencial y remueve.
- Antes de que la mezcla se empiece a solidificar, vuelca en un molde, reserva en la nevera durante una hora y desmolda.

Uso y conservación

Frota la barra entre las manos para calentarla y luego aplica sobre la piel, ya sea para hidratar o para relajarte como base de una sesión de masajes. Conserva en un lugar fresco, seco y oscuro envuelta en film transparente; dura hasta seis meses.

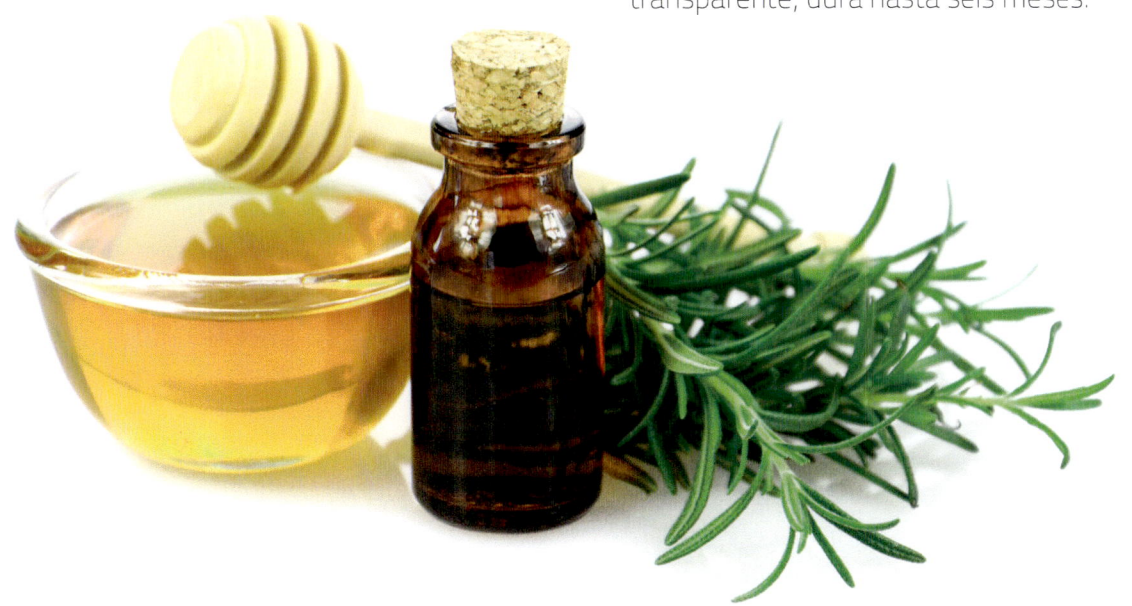

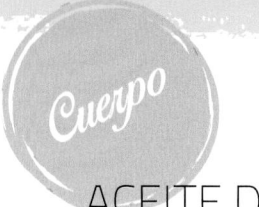

ACEITE DE LIMÓN

Este aceite rico en omega 3 y 6 mantiene tus manos suaves, tus uñas más fuertes y tus cutículas hidratadas y sanas.

Ingredientes para 10 g
- 3 g de aceite vegetal de argán
- 3 g de aceite vegetal de oliva
- 3 g de aceite vegetal de ricino
- 24 gotas de aceite esencial de limón
- 1 gota de vitamina E

Elaboración
- Vierte todos los ingredientes en una botella de color topacio de 10 ml con gotero o *roll-on*, tapa bien y agita.

Uso y conservación
Aplica una gota para cada dos uñas y masajea los dedos hasta que se absorba completamente. Conserva en un lugar fresco, seco y oscuro; dura hasta seis meses.

ENDURECEDOR DE UÑAS NATURAL

El limón aporta vitamina C, calcio y magnesio, que refuerzan el esmalte natural de las uñas, evitando que se rompan o aparezcan grietas.

BÁLSAMO DE CALÉNDULA

Está especialmente indicado para codos, piernas y pies cansados, deshidratados y ásperos, pues es reparador, cicatrizante y desinflamatorio.

Ingredientes para 100 g
- 55,6 g de oleato de caléndula
- 30 g de aceite vegetal de aguacate
- 14,4 g de cera de abejas amarilla
- 4 gotas de vitamina E
- 10 gotas de tintura de propóleos
- 24 gotas de aceite esencial de lavanda

Elaboración
- Pon el oleato, el aceite vegetal de aguacate y la cera de abejas en un recipiente y caliéntalos al baño maría hasta que la cera de abejas se haya derretido.
- Retira el recipiente de la fuente de calor y remueve suavemente hasta que baje de los 35 °C. Luego agrega la vitamina E, la tintura de propóleos y el aceite esencial de lavanda, y envasa.

Uso y conservación
Masajea tus piernas o pies con este bálsamo cada vez que los sientas cansados, deshidratados o ásperos hasta que se absorba totalmente. Conserva en un lugar fresco y seco; dura hasta seis meses.

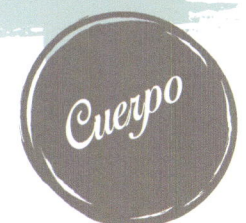

CREMA DE MACADAMIA Y GERMEN DE TRIGO

Esta crema a base de aceites de macadamia y germen de trigo está especialmente indicada para hidratar las manos. El aceite esencial de incienso la convierte en un gran protector gracias a su poder antiséptico, reafirmante y cicatrizante.

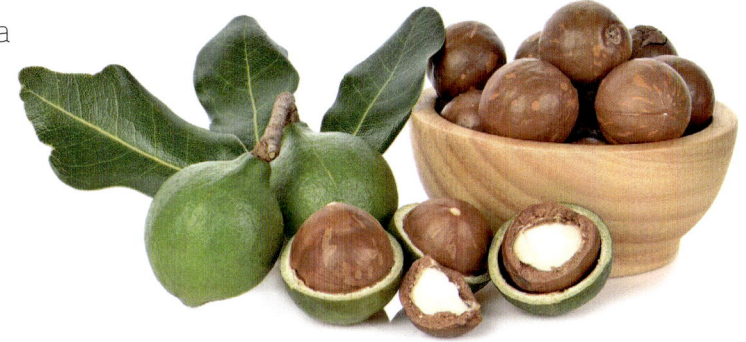

Ingredientes para 100 g
- 13 g de aceite vegetal de germen de trigo
- 12 g de aceite vegetal de macadamia
- 8 g de cera emulsionante Polawax
- 5 g de manteca de karité
- 60 g de hidrolato de rosas
- 24 gotas de aceite esencial de incienso
- 4 gotas de vitamina E
- 24 gotas de extracto de semilla de pomelo

Elaboración

- Pon los aceites vegetales, la manteca de karité y la cera en un recipiente y, en otro, el hidrolato, y caliéntalos al baño maría.
- Cuando hayan alcanzado los 75°C, retíralos del fuego y vierte el hidrolato sobre el recipiente que contiene los ingredientes oleosos, mientras bates enérgicamente. Sigue batiendo hasta que se forme una emulsión.
- Introduce el recipiente con la crema en agua fría para que se estabilice mas rápido. Cuando la temperatura haya bajado a 35°C, agrega el aceite esencial, la vitamina E y el extracto de semilla de pomelo y envasa.

Uso y conservación

Aplica masajeando la piel cada vez que necesites hidratar tus manos. Conserva en un lugar fresco, seco y oscuro; dura hasta tres meses.

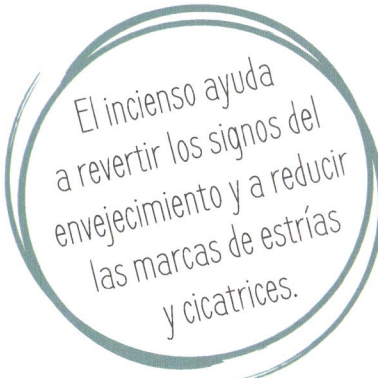

El incienso ayuda a revertir los signos del envejecimiento y a reducir las marcas de estrías y cicatrices.

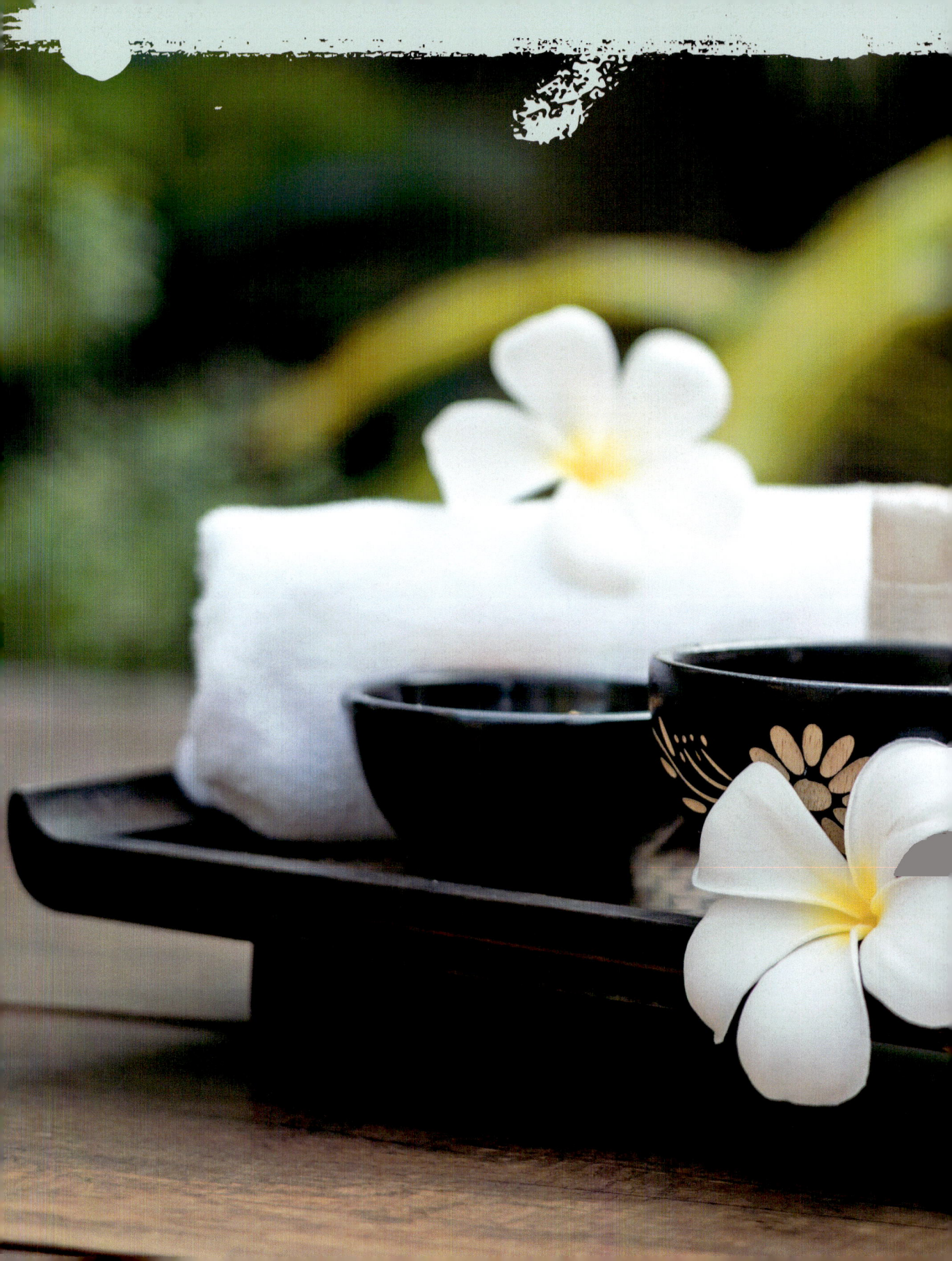

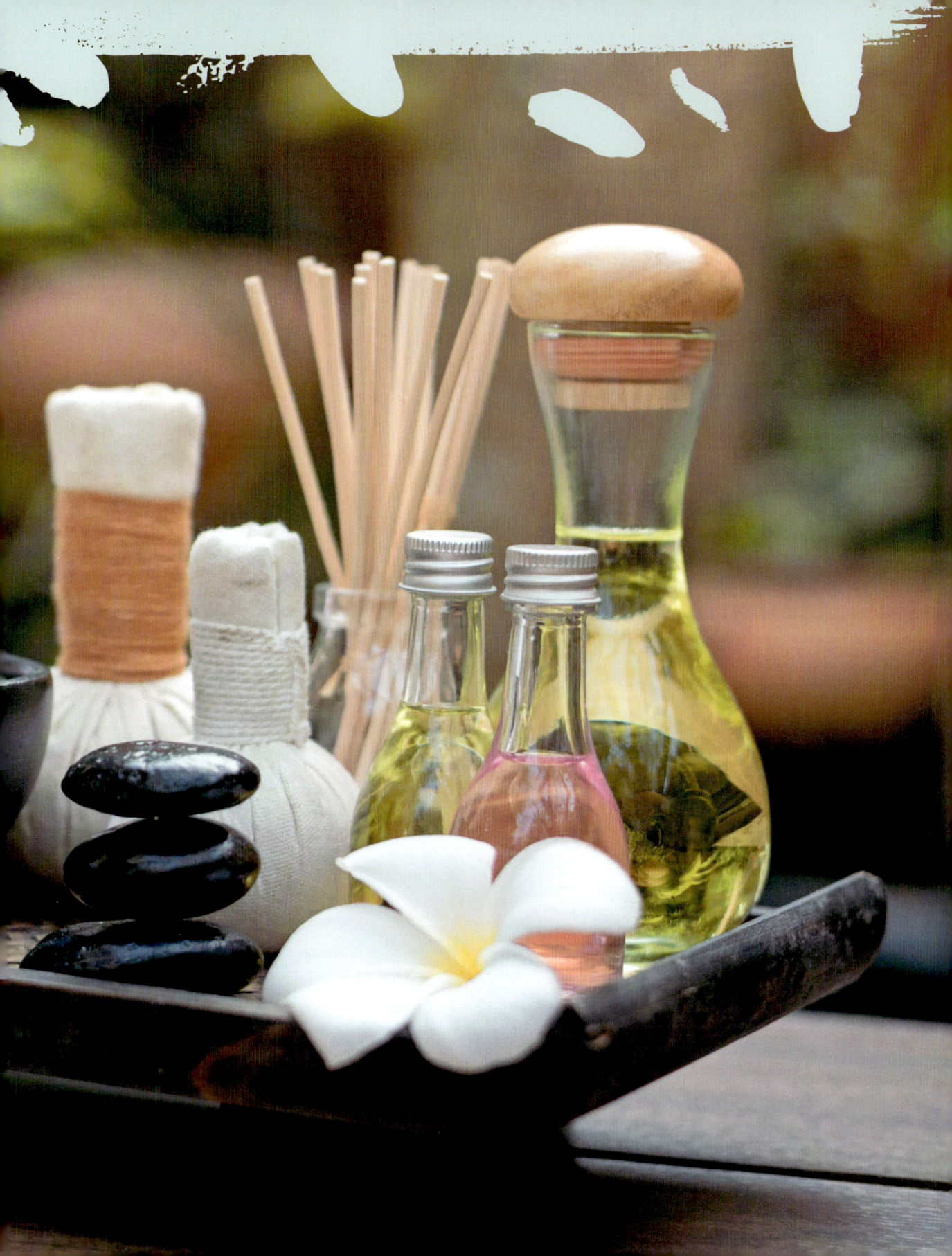

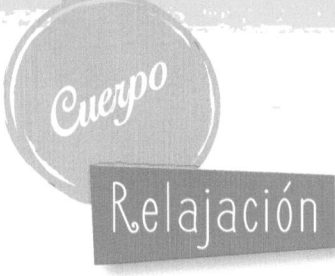

Cuerpo
Relajación

SALES DE BAÑO DE YLANG YLANG

Los baños con sales minerales son relajantes, alivian los dolores musculares y desintoxican la piel. El bicarbonato de sodio les otorga, además, propiedades exfoliantes y efervescencia.

Ingredientes para 100 g
- 30 g de sales de Epsom o sulfato de magnesio
- 10 g de almidón de maíz
- 20 g de bicarbonato de sodio
- 10 g de ácido cítrico
- 30 g de sal de mar yodada
- 1 g de aceite esencial de ylang ylang
- 1 g de aceite esencial de salvia esclarea
- 2 g de aceite esencial de lavanda

Elaboración
- Coloca todos los ingredientes, excepto los aceites esenciales, en un recipiente y remueve.
- Añade uno a uno los aceites esenciales, remueve para que se integren bien y envasa.

Uso y conservación
Agrega dos o tres cucharadas de sales en el agua caliente de tu bañera justo antes de meterte en ella. Conserva en un lugar fresco, seco y oscuro; duran hasta un año.

SALES DE BAÑO CON LECHE

Este nutritivo baño con aroma a cítricos y propiedades antioxidantes y antienvejecimiento limpia en profundidad e hidrata la piel.

Ingredientes para 100 g
- 25 g de sales de Epsom o sulfato de magnesio
- 25 g de sales del mar Muerto o sales marinas yodadas
- 21 g de sodium cocoyl isethionate
- 21 g de leche liofilizada de burra
- 3 g de fragancia natural a mandarina
- 40 gotas de aceite esencial de lemongrass

Elaboración
- Coloca en un recipiente las sales, la leche y el tensoactivo (sodium) y remueve bien.
- Agrega poco a poco la fragancia y el aceite esencial, remueve con un batidor de alambre para que no se apelmacen las sales y envasa.

Uso y conservación
Agrega dos o tres cucharadas de sales en el agua caliente de tu bañera. Conserva en un lugar fresco, seco y oscuro; duran hasta seis meses.

UN BAÑO CON LECHE DE VACA

Si no consigues leche liofilizada de burra, puedes verter directamente leche fresca de vaca o de cabra en el agua caliente cuando prepares tu baño de sales.

Cuerpo

ACEITE ESPUMOSO DE GARDENIA

Este aceite para el baño nutre, hidrata y perfuma; además, el aceite esencial de sándalo se utiliza tradicionalmente para tratar la piel enrojecida o inflamada, con irritaciones, picor, eccemas y/o psoriasis.

Ingredientes para 100 g
- 80 g de aceite rojo turco o de ricino sulfonado
- 7 g de oleato de gardenia
- 2 g de aceite vegetal de cártamo
- 11 g de fragancia natural a gardenias
- 24 gotas de aceite esencial de sándalo
- 6 gotas de vitamina E

Elaboración
- Introduce el aceite rojo turco o de ricino en una botella de 100 ml con la ayuda de un embudo.
- Añade el resto de los ingredientes uno a uno, agitando entre cada adición.

Uso y conservación
Echa dos o tres cucharadas de este aceite en el lugar donde cae el chorro de agua caliente del baño para que se vaya formando espuma. Conserva en un lugar fresco, seco y oscuro; dura hasta un año.

Puedes usar el aceite rojo turco para elaborar también lociones micelares y geles de ducha.

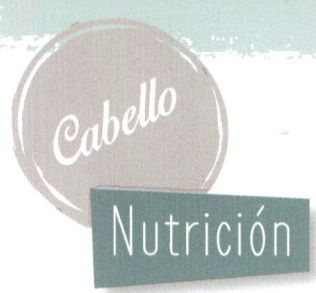

Cabello
Nutrición

MASCARILLA DE OLIVA Y HUEVO

Esta mascarilla aporta brillo y suavidad al cabello, pero también es muy adecuada para combatir la caída y la caspa.

Ingredientes para una aplicación
- 2 huevos
- 4 cucharadas de aceite de oliva

Elaboración
- Casca los huevos en un bol y, mientras viertes el aceite, bate con una batidora eléctrica hasta que se forme una mayonesa.

Uso y conservación
Aplica la mascarilla en el pelo húmedo, deja actuar unos 20 minutos y enjuaga con agua tibia. No se conserva; es de un solo uso.

MASCARILLA DE ALOE VERA Y MIEL

Hidrata tu cabello en profundidad y calma el cuero cabelludo.

Ingredientes para una aplicación
- 6 cucharadas de gel de aloe vera
- 1 cucharada de miel de flores
- 2 cucharadas de aceite vegetal de macadamia o de germen de trigo

Elaboración
- Pon todos los ingrediente en un recipiente y remueve.

Uso y conservación
Aplica sobre el cabello húmedo, deja actuar 10 minutos y enjuaga con agua templada. Puedes utilizarla varias veces a la semana. No se conserva, es de un solo uso.

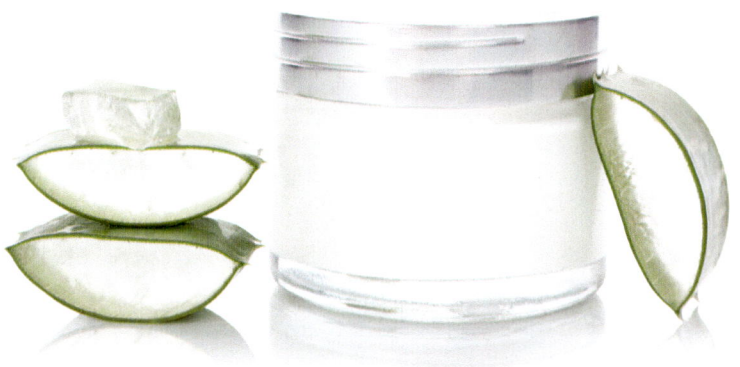

MASCARILLA DE MANGOSTINO

Las propiedades antioxidantes, antiinflamatorias y antibacterianas de la manteca de mangostino o kokum hacen que esta mascarilla sea muy adecuada para tratar la psoriasis del cuero cabelludo. Asimismo, brinda vitalidad, brillo y protección a tus cabellos.

Ingredientes para 100 g
- 5 g de emulgente BTMS
- 2 g de aceite vegetal de coco
- 2,5 g de aceite vegetal de aguacate
- 10 g de manteca de mangostino
- 40 g de hidrolato de lavanda
- 34 g de agua destilada
- 5 g de provitamina B5 o pantenol
- 5 gotas de aceite esencial de romero
- 5 gotas de aceite esencial de salvia
- 4 gotas de vitamina E
- 48 gotas de leuconostoc

Elaboración

- En un recipiente pon el emulgente, los aceites de coco y aguacate, y la manteca de mangostino y, en otro, el hidrolato y el agua. Caliéntalos al baño maría hasta que alcancen los 75 °C.
- Retira ambos recipientes del fuego y vierte los ingredientes acuosos sobre los oleosos mientras bates enérgicamente de tres a cinco minutos.
- Pon el recipiente en agua fría y sigue batiendo hasta estabilizar. Agrega la provitamina B5, la vitamina E, los aceites esenciales y el leuconostoc, bate y envasa.

Uso y conservación

Aplica la mascarilla después de haber lavado el cabello, deja actuar entre tres y cinco minutos y enjuaga. Conserva en un lugar fresco y seco; dura hasta tres meses.

Cabello NORMAL

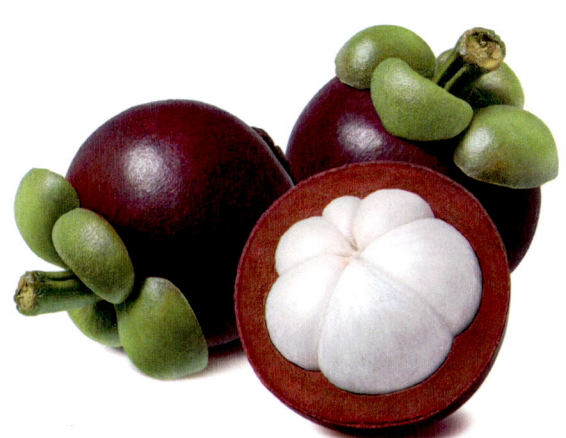

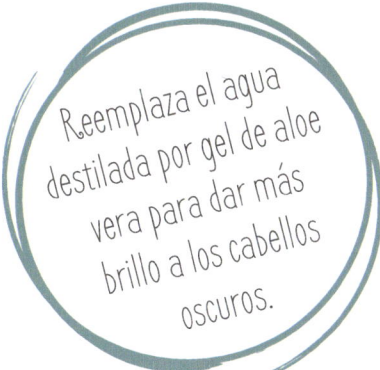

Reemplaza el agua destilada por gel de aloe vera para dar más brillo a los cabellos oscuros.

Cabello

MASCARILLA DE RHASSOUL

Este producto purifica y regula el exceso de sebo del cuero cabelludo. Sus activos, además, dan vitalidad a los cabellos.

Ingredientes para la infusión
- 1 cucharadita de cada planta bien triturada, ya sea fresca o seca: hojas de salvia, de romero y de ortiga
- ½ taza de agua

Ingredientes para 100 g
- 40 g de arcilla rhassoul
- 58 g de infusión de salvia, romero y ortiga
- 21 gotas de aceite esencial de citronela
- 10 gotas de aceite esencial de romero
- 10 gotas de aceite esencial de pomelo

Elaboración
- Coloca en un recipiente una cucharadita de cada una de las plantas bien trituradas, vierte agua hirviendo, tapa, deja reposar unos 10 minutos y cuela.
- Coloca en otro recipiente la arcilla y vierte la infusión mientras remueves.
- Agrega los aceites esenciales y vuelve a remover.

Uso y conservación
Aplica en el cuero cabelludo húmedo, después de haber lavado el cabello con champú, deja actuar 10 minutos y enjuaga. Es de un solo uso.

MASCARILLA DE COCO

Cuando sientas tus cabellos decolorados y opacos usa esta mascarilla nutritiva tantas veces como necesites hasta que se reparen totalmente.

Ingredientes para 100 g
- 33 g de aceite vegetal de coco
- 28 g de aceite vegetal de macadamia
- 5 g de aceite vegetal de argán
- 33 g de manteca de karité
- 5 gotas de aceite esencial de zanahoria
- 6 gotas de vitamina E

Elaboración
- Coloca la manteca y todos los aceites vegetales en un recipiente y caliéntalos al baño maría hasta que la manteca se funda.
- Retíralos del fuego, agrega la vitamina E y el aceite esencial, remueve y envasa.

Uso y conservación
Aplica una pequeña cantidad de este bálsamo en las puntas del cabello cuando esté seco, deja actuar 30 minutos y luego lávalo como acostumbres. Consérvalo en un lugar fresco, seco y oscuro; dura hasta seis meses.

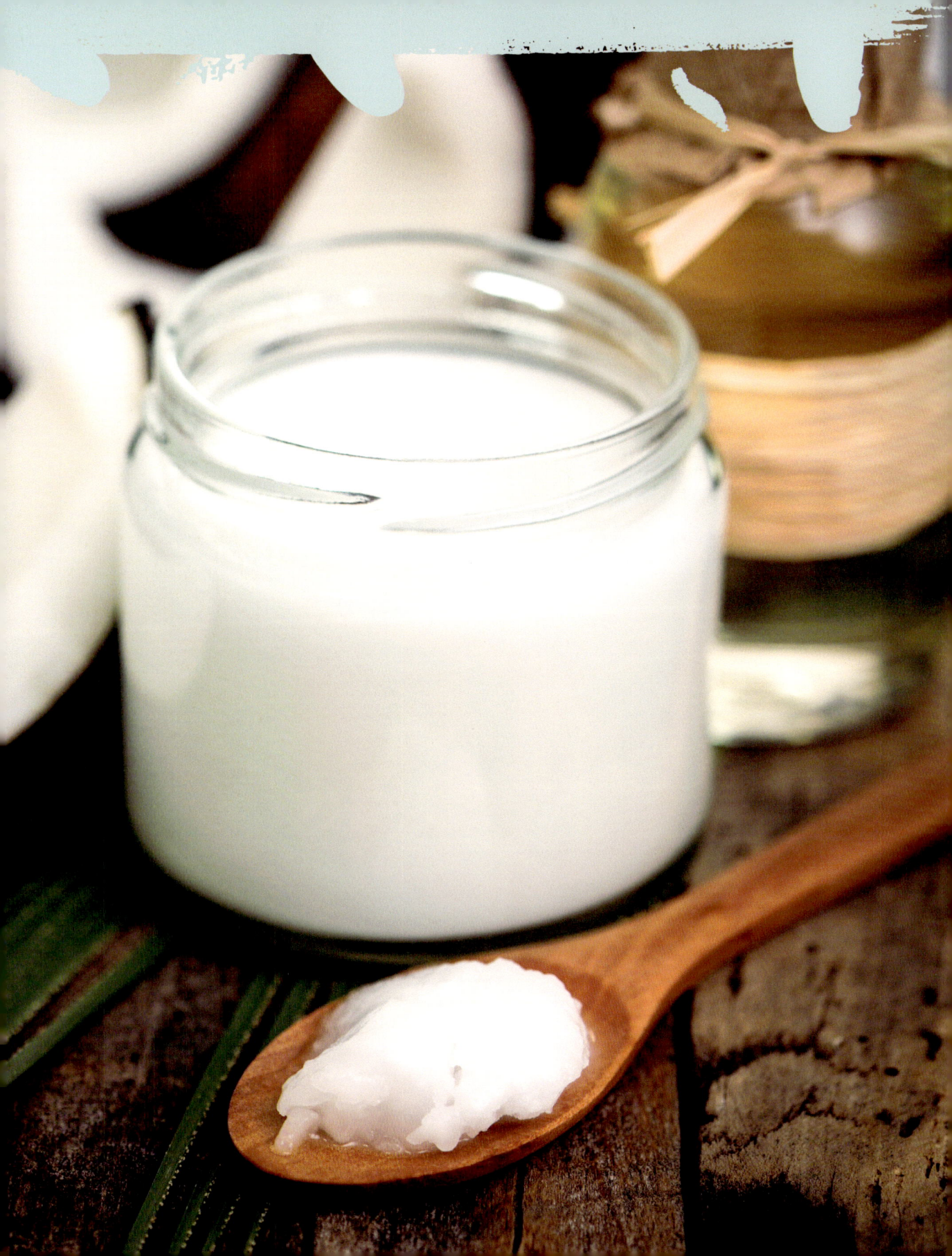

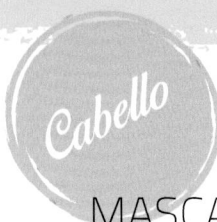

MASCARILLA DE KARITÉ

Este producto está recomendado para nutrir y reparar los cabellos secos decolorados, maltratados y opacos. Utilízalo tantas veces como necesites hasta que consigas que se reparen totalmente.

Ingredientes para 100 g
- 33 g de aceite vegetal de coco
- 28 g de aceite vegetal de macadamia
- 5 g de aceite vegetal de argán
- 33 g de manteca de karité
- 5 gotas de aceite esencial de zanahoria
- 8 gotas de vitamina E

Elaboración
- Pon todos los ingredientes en un bol, excepto la vitamina E y el aceite esencial, y calienta al baño maría hasta que la manteca se funda.
- Retira del fuego, agrega la vitamina E y el aceite esencial, mezcla y envasa.

Uso y conservación
Aplica una pequeña cantidad de este bálsamo por el cabello sin que llegue a tocar la raíz, deja actuar 30 minutos y luego lávalo como acostumbres. Conserva en un lugar fresco, seco y oscuro; dura hasta seis meses.

MASCARILLA DE SEDA Y PANTENOL

Esta mascarilla, reparadora y suavizante, facilita el peinado y deja tu cabello brillante.

Ingredientes para 100 g
- 5,5 g de emulgente BTMS
- 85 g de hidrolato de salvia
- 55 gotas de pantenol o provitamina B5
- 3 g de proteínas de seda
- 30 gotas de aceite esencial de limón
- 48 gotas de leuconostoc

Elaboración
- Coloca en un recipiente el emulgente BTMS y el hidrolato de salvia y calienta al baño maría hasta que el emulgente se funda.
- Retira del fuego y bate hasta que empiece a emulsionar.
- Pon el recipiente en agua fría y sigue batiendo hasta que se densifique.
- Agrega las proteínas de seda, el pantenol, el aceite esencial y el leuconostoc, bate para homogeneizar bien y envasa.

Uso y conservación
Aplica la mascarilla sobre el pelo húmedo después del lavado con el champú, deja actuar de tres a cinco minutos y enjuaga. Conserva en un lugar seco, fresco y oscuro; dura hasta tres meses.

MASCARILLA DE MONOÏ

El aceite de monoï de Tahití, con un aroma único, es un macerado de flores de tiaré en aceite de coco, muy utilizado por las mujeres de la Polinesia Francesa para hidratar el cabello. Combinado con el aceite de aguacate, protege el cabello de los rayos UVA y UVB del sol y lo deja sedoso, brillante y sin encrespamiento.

Ingredientes para 100 g
- 14 g de oleato de monoï de Tahití
- 5 g de aceite vegetal de aguacate
- 10,5 g de emulgente BTMS
- 70 g de hidrolato de aciano
- 30 gotas de aceite esencial de zanahorias
- 48 gotas de leuconostoc

Elaboración
- Coloca en un recipiente el oleato, el aceite vegetal, el emulgente y el hidrolato, y calienta al baño maría.
- Cuando el emulgente se haya fundido, retira del baño maría y bate durante tres minutos.
- Pon el recipiente en un baño de agua fría y bate hasta que se densifique.
- Añade el aceite esencial y el leuconostoc, remueve y envasa.

Uso y conservación
Aplica la mascarilla sobre el cabello húmedo después de haberlo lavado con champú, deja actuar 10 minutos y enjuaga. Conserva en un lugar fresco, seco y oscuro; dura hasta tres meses.

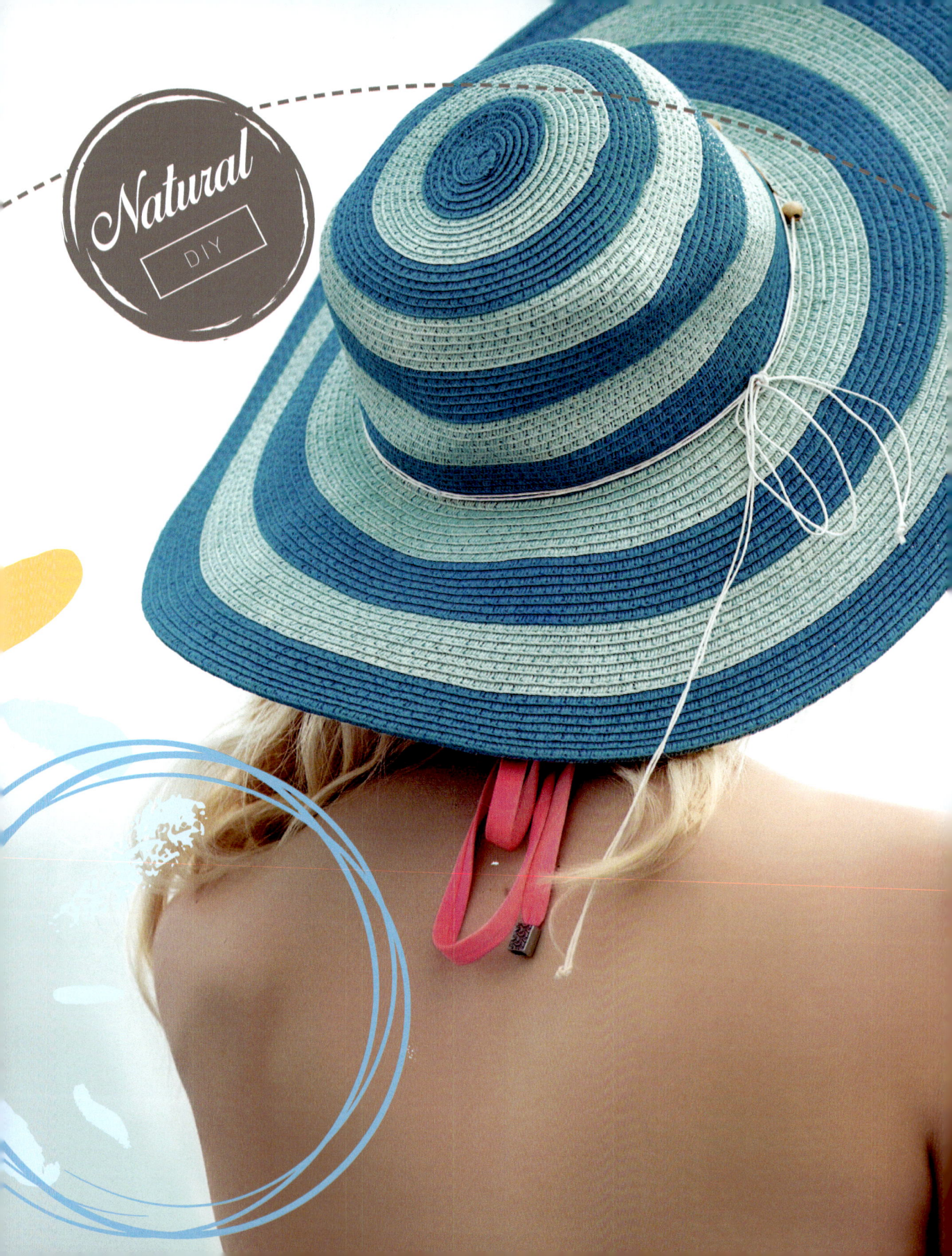

Cosmética estacional

Los cambios estacionales pueden afectar a tu piel y a tu cabello; así, el calor y la humedad del verano los resecan y deshidratan, y el frío del invierno los irrita, agrieta y descama, por lo que estimula la producción de sebo. Gracias al poder de las hierbas sanadoras, de los aceites y de los extractos de plantas puedes formular **los productos que necesites para cada momento del año**.

Ten siempre a mano tu kit de cosmética natural para combatir los rigores del clima.

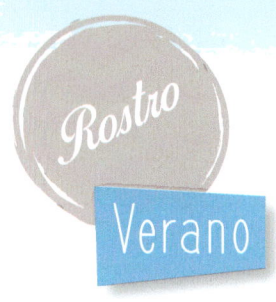

Verano

CREMA DE ZANAHORIA

Esta crema a base de zanahoria dará color a tu rostro de una forma segura.

Ingredientes para 50 g
- 10 g de hidrolato de geranio de bourbon
- 24,5 g de agua destilada
- 8 g de oleato de zanahorias
- 1,5 g de glicerina
- 5 g de Dub Expert+
- 18 gotas de fragancia natural a maracuyá
- 10 gotas de alcohol bencílico

Elaboración (One Pot)
- Pon en un bol el oleato, el Dub Expert+, el agua, el hidrolato y la glicerina, y calienta al baño maría.
- Cuando la mezcla haya llegado a los 75 °C, retira del fuego y bátela entre dos y tres minutos hasta que se estabilice.
- Pon el recipiente en agua fría y cuando la temperatura haya bajado a unos 35 °C, agrega la fragancia y el alcohol bencílico y envasa.

Uso y conservación
En verano aplica diariamente. Conserva en un lugar fresco y oscuro; dura hasta tres meses.

GEL DE CALÉNDULA

Muy refrescante, este gel hidrata y calma la piel irritada y enrojecida del rostro a causa de una exposición prolongada al sol.

Ingredientes para 50 g
- 42 g de gel de aloe vera
- 24 gotas de extracto de caléndula
- 0,5 g de alantoína
- 30 gotas de fitoesteroles
- 2,5 g de escualeno vegetal
- 2,5 g de oleato de caléndula
- 4 gotas de vitamina E
- 12 gotas de extracto de semilla de pomelo

Elaboración
- Coloca el gel de aloe vera, el extracto de caléndula y la alantoína en un recipiente y bate enérgicamente hasta que se integren por completo.
- Agrega el oleato de caléndula, los fitoesteroles, el escualeno, la vitamina E y el extracto de semilla de pomelo, remueve y envasa en una botella *airless* o dosificadora.

Uso y conservación
Aplica el gel sobre la piel enrojecida varias veces al día. Conserva en un lugar fresco, seco y oscuro; dura hasta un mes.

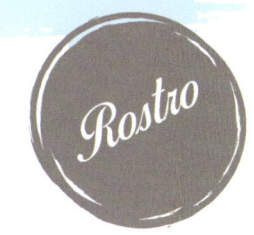

PROTECTOR SOLAR DE ALBARICOQUE

Los rayos solares pueden dañar tu piel, envejecerla y producir manchas difíciles de eliminar; para evitarlo, protégete con un protector solar natural como este de albaricoque.

Ingredientes para 50 g
- 31 g de agua mineral o destilada
- 10 g de aceite vegetal de hueso de albaricoque
- 3,5 g de Dub Expert+
- 5 g de óxido de zinc
- 20 gotas de fragancia a flor de tiaré
- 10 gotas de alcohol bencílico

Elaboración *(One Pot)*
- Pon en un recipiente el aceite, el emulgente, el agua y el óxido de zinc, y calienta al baño maría.
- Cuando la mezcla haya alcanzado los 75 °C, retírala del fuego y bátela vigorosamente de tres a cinco minutos hasta que se estabilice.
- Pon el recipiente con la emulsión en agua fría y, cuando la temperatura haya bajado a unos 35 °C, añade la fragancia y el alcohol bencílico y envasa en una botella *airless*.

Uso y conservación
Aplica la crema en el rostro y el escote, y extiende uniformemente para que no queden manchas blancas. Conserva en un lugar fresco, seco y oscuro; dura hasta tres meses.

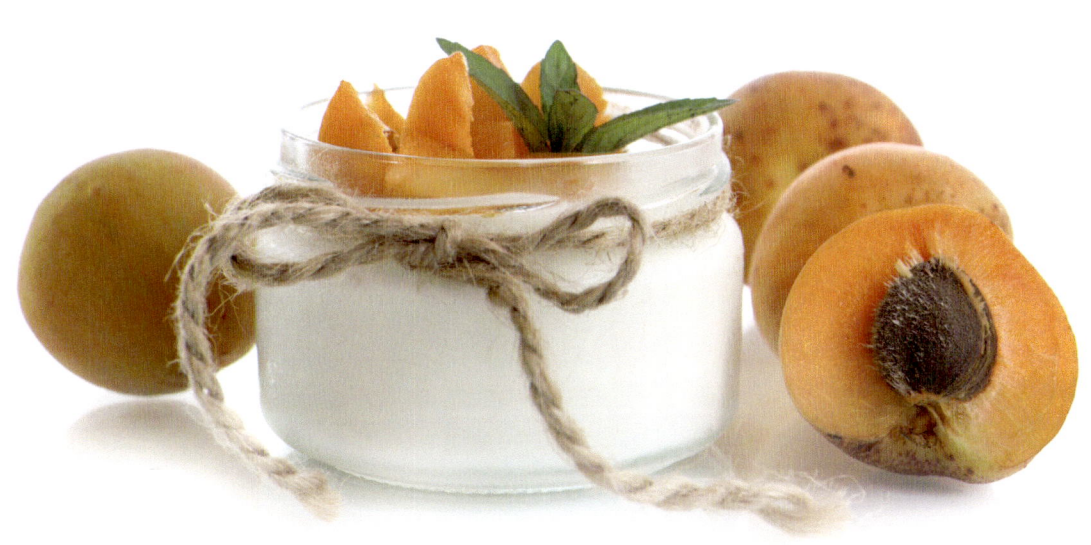

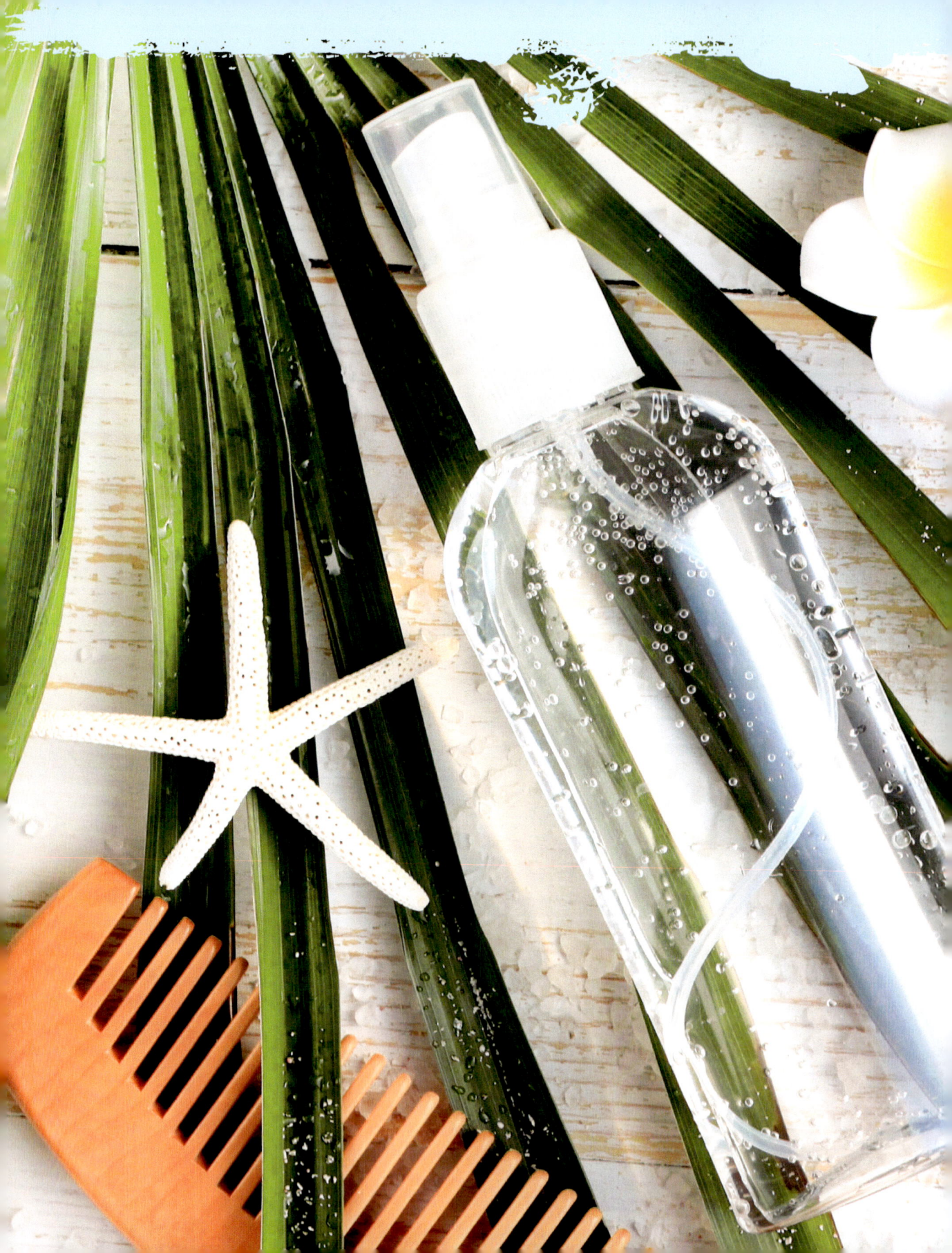

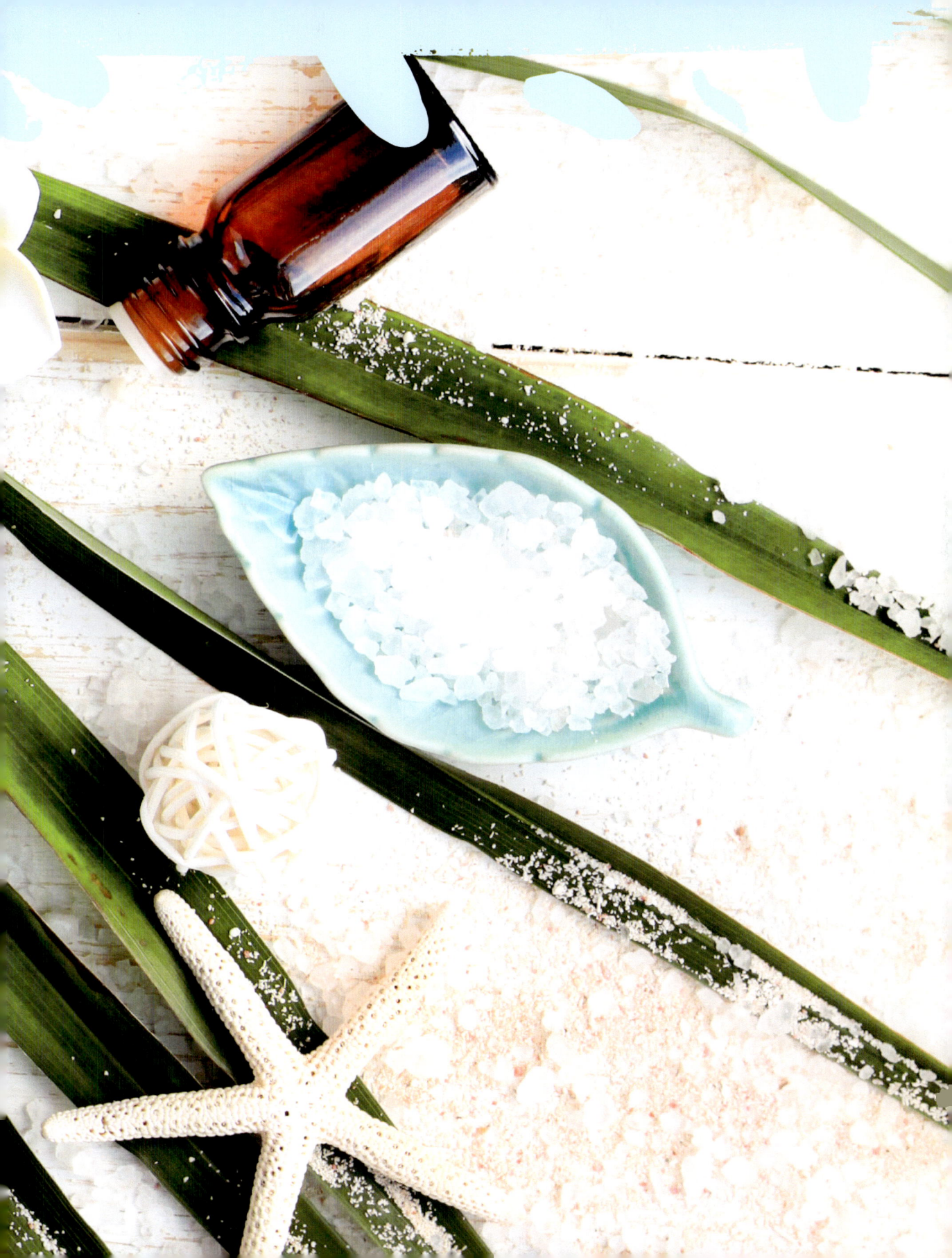

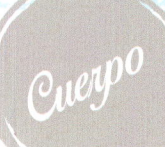

Cuerpo

LECHE BRONCEADORA DE JOJOBA

Esta loción fresca totalmente natural te ayudará a broncearte de forma segura. El oleato de achiote y el zumo de limón le dan color a tu piel, el aceite de jojoba la protege gracias a su contenido en FPS5, y la leche la hidrata.

Ingredientes para 60 g
- 10 g de oleato de achiote en jojoba
- 20 g de leche fresca
- 30 g de zumo de limón
- 20 gotas de extracto de semilla de pomelo

Elaboración
- Exprime un limón y cuela el zumo con un filtro de papel de café.
- A continuación, introduce todos los ingredientes en una botella de espray y agita.

Uso y conservación
Aplica sobre la piel antes de tomar el sol. Úsala moderadamente para broncearte realizando exposiciones progresivas de corta duración y evitando las horas de más calor. Conserva en la nevera; dura hasta un mes.

El achiote brinda y conserva el bronceado durante todo el verano.

BÁLSAMO DE CALÉNDULA Y KARITÉ

Este producto calma e hidrata la piel después de haberla expuesto al sol de forma intensa.

Ingredientes para 100 g
- 48 g de manteca de karité
- 20 g de oleato de caléndula
- 21 g de aceite vegetal de coco fraccionado o coco caprílico
- 10 g de aceite vegetal de pepita de tomate
- 20 gotas de aceite esencial de manzanilla alemana
- 8 gotas de vitamina E

Elaboración
- Pon en un recipiente la manteca de karité, el oleato y los aceites vegetales, y caliéntalo todo al baño maría hasta que la manteca se funda.
- Retira del fuego, agrega el resto de los ingredientes y remueve bien.
- Vierte el bálsamo en un tarro de boca ancha, deja enfriar y tapa.

Uso y conservación
Aplica por las zonas del cuerpo que hayan estado expuestas al sol. Conserva en un lugar fresco, seco y oscuro; dura hasta seis meses.

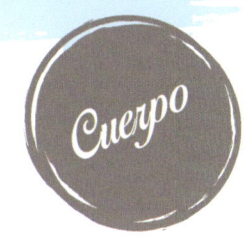

PROTECTOR SOLAR DE KARANJA

Este aceite es ideal como protector solar por su contenido en karanja, rica en pongamol, sustancia astringente, antioxidante y fotoprotectora contra los rayos UVA y UVB (FPS 20).

Ingredientes para 100 g
- 10 g de aceite vegetal de karanja
- 10 g de aceite vegetal de chufa o de albaricoque
- 7 g de Dub Expert+
- 61 g de agua mineral o destilada
- 10 g de óxido de zinc
- 24 gotas de fragancia natural a coco-vainilla
- 20 gotas de alcohol bencílico

Elaboración (One Pot)
- Pon los aceites vegetales, el emulgente, el agua y el óxido de zinc en un recipiente y caliéntalo todo al baño maría.
- Cuando la mezcla haya alcanzado los 75 °C, retira del fuego y bate vigorosamente de tres a cinco minutos hasta que se estabilice.
- Pon la emulsión en agua fría y cuando la temperatura haya bajado a 35 °C, agrega la fragancia y el alcohol bencílico y envasa en una botella *airless*.

Uso y conservación
Aplica la crema sobre la piel y extiende uniformemente para que no queden manchas blancas. Conserva en un lugar fresco, seco y oscuro; dura hasta tres meses.

ACEITES QUE TIÑEN
Los aceites vegetales de karanja o de zanahoria tienen algo de color y pueden mancharte la ropa; para evitarlo, dilúyelos con un aceite neutro y procura que se absorban completamente antes de vestirte.

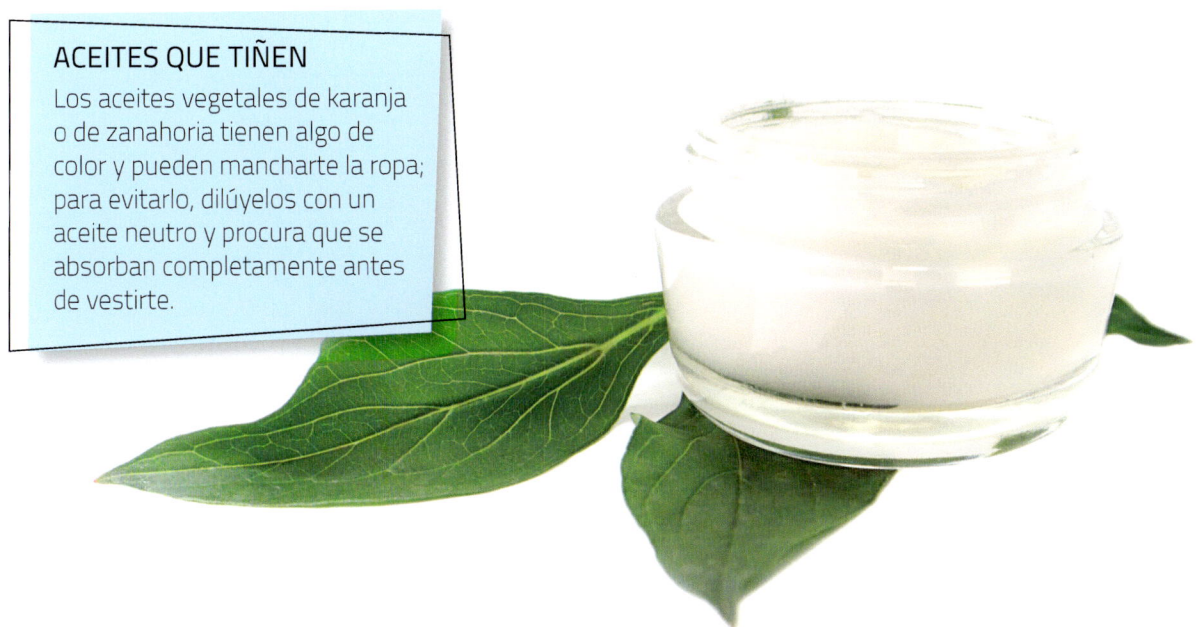

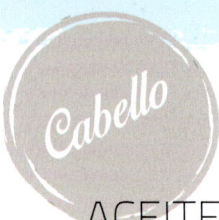

ACEITE DE KARANJA

Este aceite protegerá tus cabellos del sol, de la sal del agua de mar y del cloro del agua de las piscinas gracias a su contenido en aceite de karanja; este forma una película sobre ellos que repele los rayos A y B, y además los nutre y los deja brillantes.

Ingredientes para 30 g
- 20 g de aceite vegetal de coco fraccionado o coco caprílico
- 5 g de aceite vegetal de karanja
- 4 g de aceite vegetal de frambuesa
- 17 gotas de aceite esencial de lemongrass
- 2 gotas de vitamina E

Elaboración
- Introduce todos los ingredientes en una botella, tapa bien y agita.

Uso y conservación
Aplica en el cabello sin que llegue a tocar las raíces. Si tienes el pelo seco, póntelo después del lavado; si es graso, aplícalo antes y déjalo actual el tiempo que quieras. Conserva en un lugar fresco, seco y oscuro; dura hasta seis meses.

MASCARILLA DE MANZANILLA

Este producto es ideal para cabellos claros, pues mantiene de forma natural su brillo y sus reflejos dorados y los hidrata.

Ingredientes para 100 g
- 50 g de oleato de monoï de Tahití
- 30 g de aceite vegetal de aguacate
- 20 g de manteca de mangostino
- 10 gotas de aceite esencial de manzanilla alemana
- 6 gotas de vitamina E

Elaboración
- Coloca la manteca de mangostino en un recipiente y bátela hasta que adquiera una textura más cremosa.
- Agrega el resto de los ingredientes uno a uno sin dejar de batir y envasa.

Uso y conservación
Aplica la mascarilla sobre tus cabellos húmedos, deja actuar durante 15 minutos y luego lávalos como acostumbres. Conserva en un lugar fresco, seco y oscuro; dura hasta seis meses.

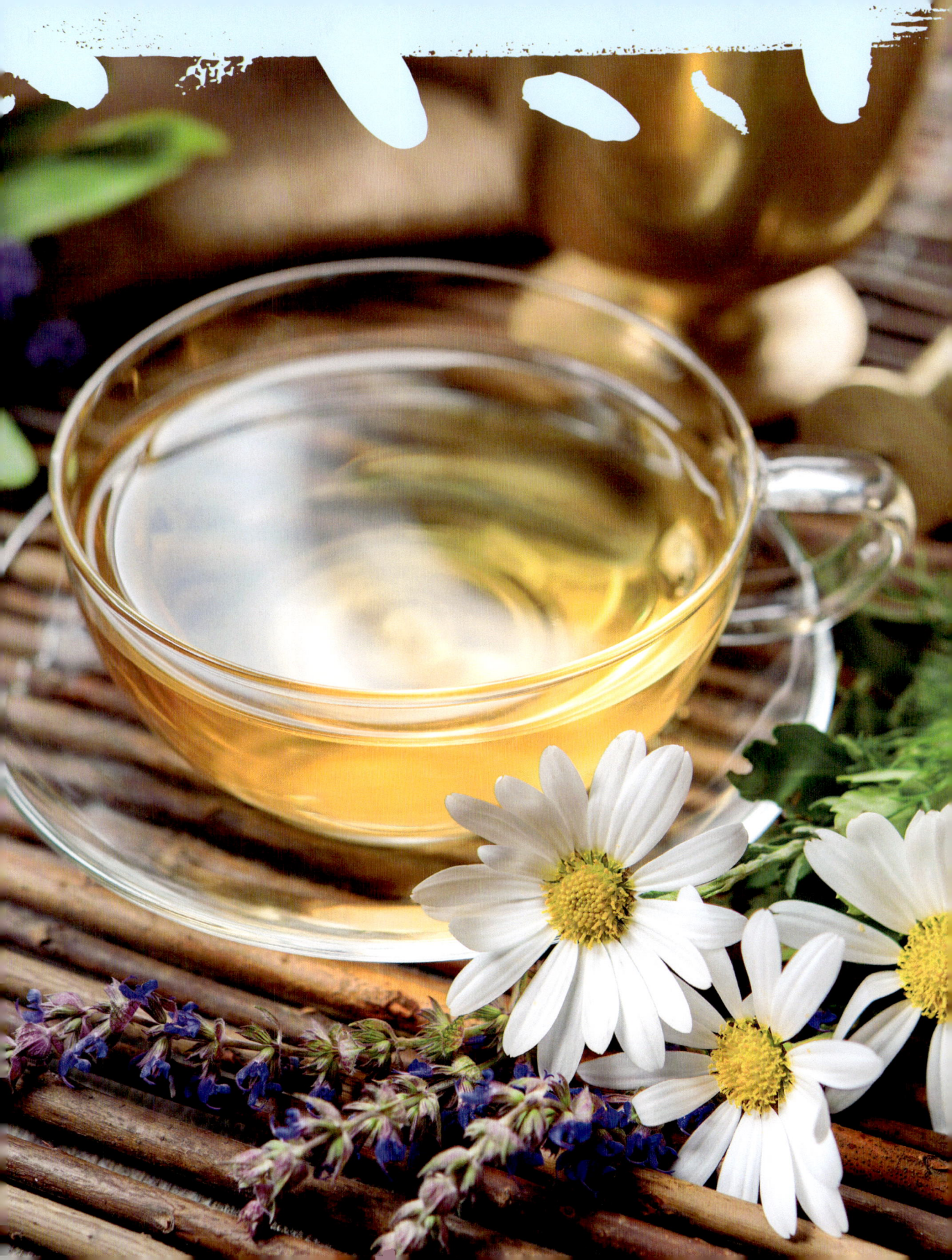

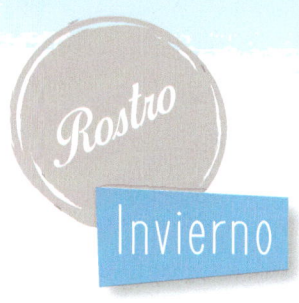

Rostro
Invierno

BÁLSAMO PARA LABIOS DE PROPÓLEO Y MIEL

Este bálsamo es ideal para hidratar, nutrir, reparar y suavizar los labios todos los días del invierno.

Ingredientes para 20 g
- 2 g de cera de abejas amarilla
- 2,5 g de manteca de cacao
- 6 g de aceite vegetal de almendras dulces
- 6 g de aceite vegetal de germen de trigo
- 5 g de oleato de propóleo
- 1 gota de vitamina E
- 4 gotas de miel
- 5 gotas de aceite esencial de lavanda
- 2 gotas de aceite esencial de geranio

Elaboración
- Funde en un recipiente al baño maría la cera, la manteca y los aceites vegetales.
- Retira del fuego y espera a que la mezcla se haya templado un poco; a continuación, añade la vitamina E, la miel, el propóleo y los aceites esenciales, remueve y envasa en dos tarritos de 10 ml cada uno.

Uso y conservación
Úntate los labios con los dedos cuando los sientas secos o irritados. Conserva en un lugar fresco, seco y oscuro; dura hasta seis meses.

> **¡ATENCIÓN!**
> Si antes de verter la mezcla en el envase, esta se ha endurecido un poco, vuélvela a calentar durante unos minutos al baño maría.

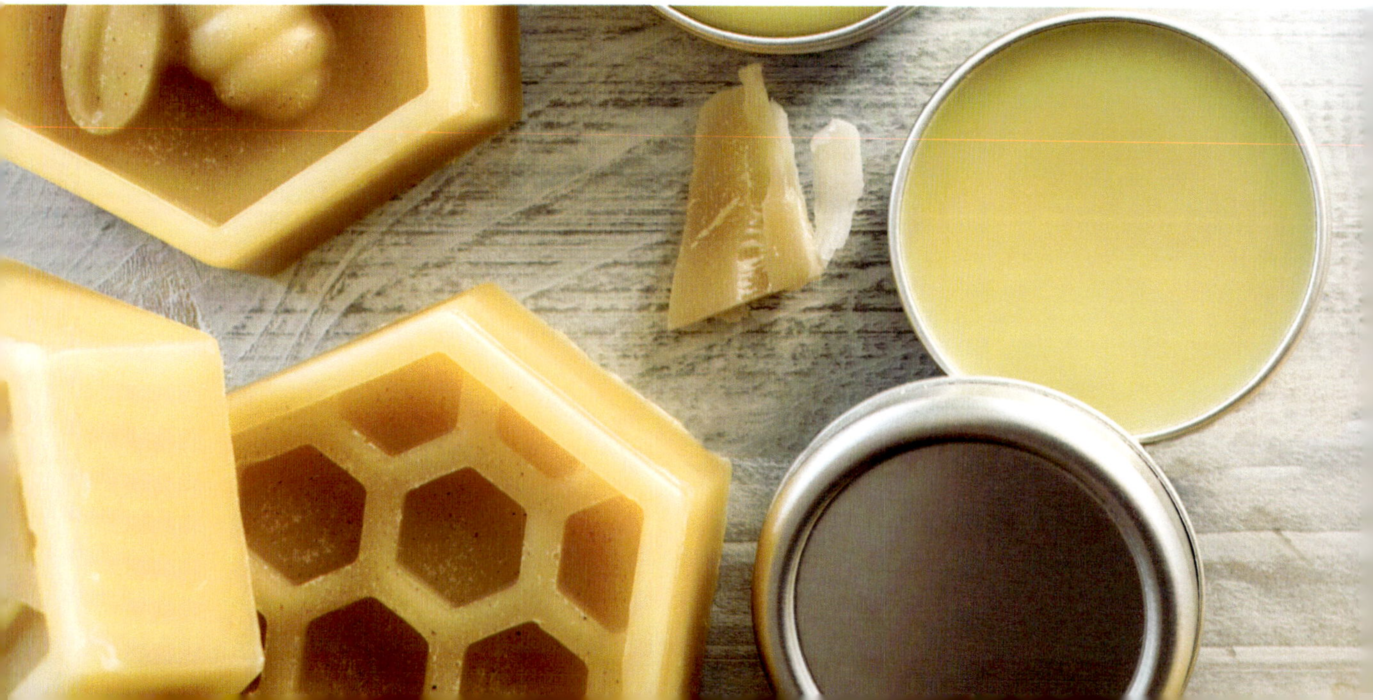

CREMA DE MELISA

Esta crema, rica en aceites nutritivos y relipidantes, calma y repara la piel expuesta a los rigores del invierno, como el frío y el viento.

Ingredientes para 50 g
- 10,3 g de aceite vegetal de chaulmoogra
- 34 g de hidrolato de melisa
- 3,9 g de Dub Expert+
- 8 gotas de aceite esencial de helicriso italiano
- 8 gotas de aceite esencial de lavanda fina
- 10 gotas de alcohol bencílico

Elaboración *(One Pot)*
- Vierte todos los ingredientes en un recipiente, excepto los aceites esenciales y el alcohol bencílico, y caliéntalos al baño maría.
- Cuando hayan alcanzado los 75 °C, retira del fuego y bate enérgicamente.
- Coloca el recipiente en agua fría y, cuando la temperatura haya bajado a 35°C, agrega los aceites esenciales y el conservante, bate y envasa.

Uso y conservación
Aplica una pequeña cantidad de crema sobre la piel y extiéndela; puedes usarla diariamente. Conserva en un lugar fresco, seco y oscuro; dura hasta tres meses.

Rostro

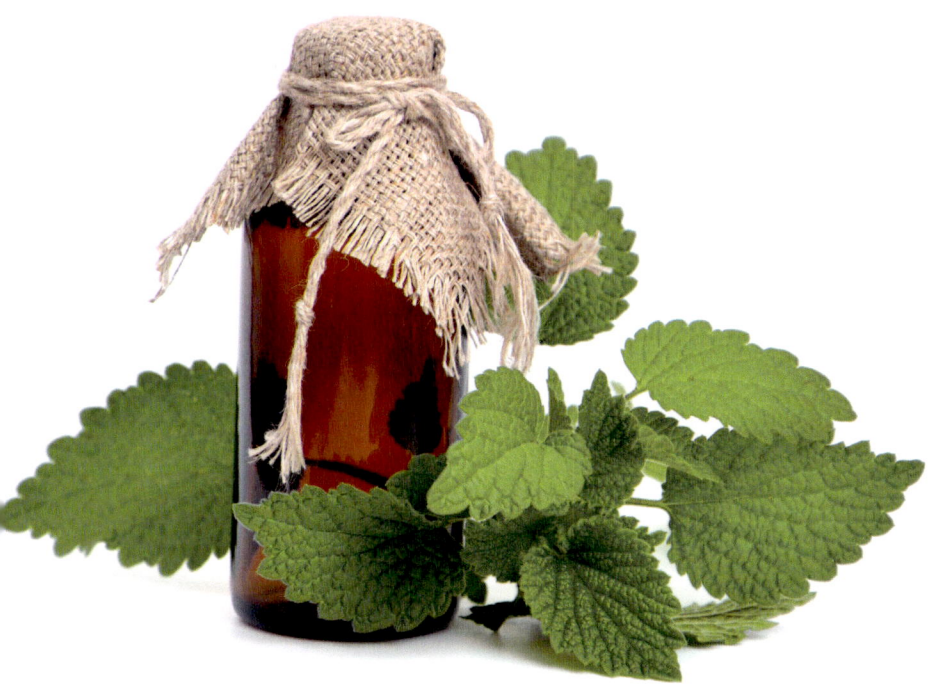

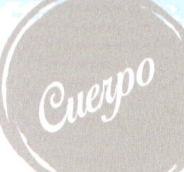

CREMA DE MIEL

Esta crema crea una película semipermeable sobre la piel que mejora la retención del agua y provee de un efecto suavizante, por lo que alivia las dermatitis ocasionadas por el frío. Su contenido en propóleo le confiere propiedades cicatrizantes y reparadoras.

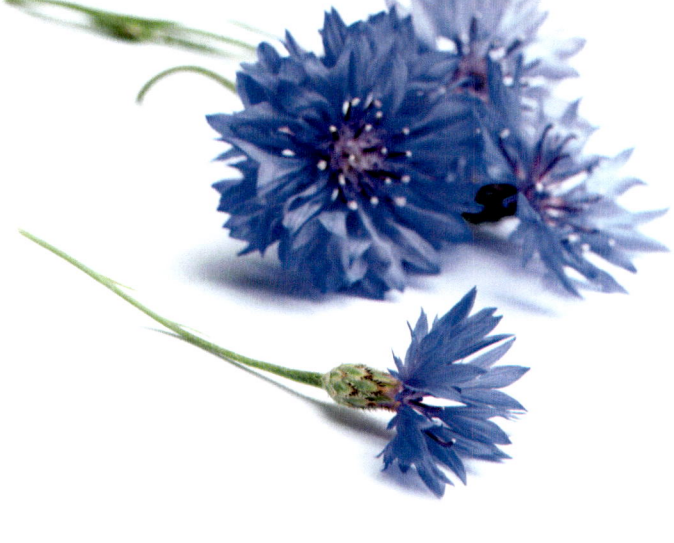

Ingredientes para 100 g
- 32 g de oleato de propóleo en aceite de cártamo
- 8 g de cera emulgente Polawax
- 25 g de hidrolato de aciano
- 23 g de agua mineral
- 1 g de miel de brezo
- 1 g de jalea real
- 2 gotas de fragancia natural a miel
- 2 gotas de vitamina E
- 24 gotas de extracto de semilla de pomelo

Elaboración

- Coloca en un recipiente el oleato de propóleo y la cera Polawax, y, en otro, el hidrolato de aciano y el agua mineral, y caliéntalos al baño maría.
- Cuando hayan alcanzado los 75°C, retira del fuego y vierte los ingredientes acuosos sobre los oleosos mientras bates enérgicamente durante dos o tres minutos.
- Coloca el recipiente en agua fría y, cuando la temperatura haya bajado a 35°C, agrega la miel, la jalea real, la vitamina E, la fragancia y el extracto de semilla de pomelo, bate y envasa.

Uso y conservación

Aplica sobre la piel masajeándola suavemente. Conserva en un lugar fresco, seco y oscuro; dura hasta un mes.

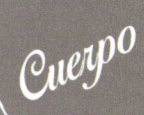

MOUSSE DE FRUTA DE LA PASIÓN

Nutritiva, hidratante y con una textura muy agradable, esta *mousse* tiene propiedades antioxidantes, reparadoras, regenerativas y antienvejecimiento gracias a su contenido en carotenoides y bioflavonoides que aportan los aceites vegetales de zanahoria, mango y maracuyá.

Ingredientes para la infusión
- 1 cucharada de pulpa de maracuyá
- ½ taza de agua

Ingredientes para 100 g
- 10 g de oleato de zanahoria
- 38 g de aceite vegetal de fruta de la pasión
- 5 g de manteca de mango
- 4,5 g de cera de mimosa
- 4 g de cera emulgente Polawax
- 38 g de infusión de maracuyá
- 10 gotas de fragancia natural a fruta de la pasión o maracuyá
- 20 gotas de alcohol bencílico

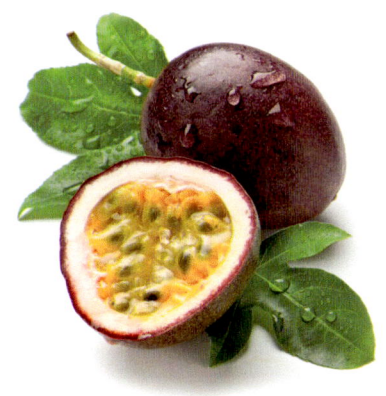

¡ATENCIÓN!
Para conseguir que la emulsión adquiera una textura de *mousse*, es necesario que batas con una batidora manual de globo, o con la batidora eléctrica de varillas.

Elaboración
- Pon la cucharada de maracuyá en una taza, lleva el agua a ebullición y viértela sobre el maracuyá. Tapa la taza con un plato, deja reposar 10 minutos, cuela y reserva.
- Pon en un recipiente el oleato, el aceite vegetal, la manteca y las ceras, y, en otro, la infusión de fruta de la pasión, y caliéntalo todo al baño maría.
- Cuando todo haya alcanzado los 75°C, retira del fuego y vierte la infusión sobre los ingredientes oleosos, luego bate con una batidora manual durante dos o tres minutos.
- Coloca el recipiente en agua fría y, cuando la temperatura haya bajado a 35°C, agrega la fragancia y el alcohol bencílico, bate y envasa.

Uso y conservación
Aplica la *mousse* sobre la piel masajeándola suavemente. Conserva en un lugar fresco, seco y oscuro; dura hasta tres meses.

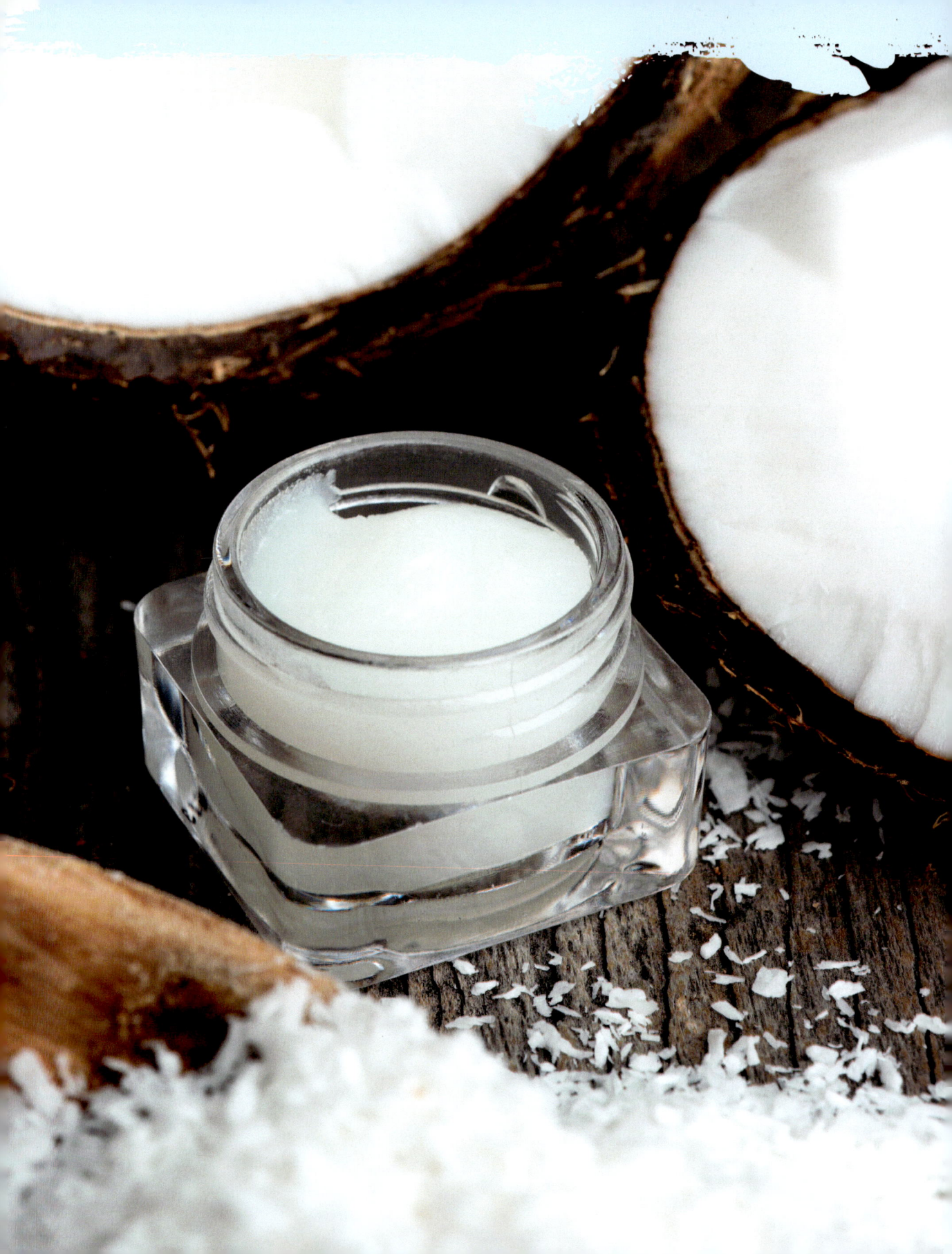

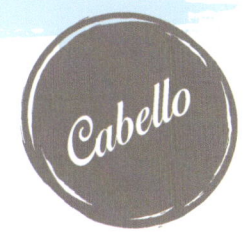

MASCARILLA DE AMLA Y COCO

Esta mascarilla ayuda a que tu cabello se regenere y fortifique sobre todo en los meses de invierno. El amla en polvo es rica en vitamina C, que proporciona a las raíces del cabello los nutrientes esenciales que necesita.

Ingredientes para 100 g
- 70 g de leche de coco
- 28 g de amla en polvo
- 48 gotas de fragancia natural a coco

Elaboración
- Pon la leche de coco y la fragancia en un recipiente y agrega el polvo de amla poco a poco batiendo con una batidora manual hasta que obtengas una textura cremosa.

Uso y conservación
Aplica la mascarilla sobre el cabello húmedo desde las raíces hasta las puntas, deja actuar durante 10 minutos y lava el cabello de forma habitual. No se conserva, es de un solo uso.

SÉRUM DE ACEITES

Un elixir de aceites revitalizantes y protectores que devuelven al cabello el brillo y la luminosidad perdidos.

Ingredientes para 15 g
- 3,2 g de aceite vegetal de jojoba
- 5 g de aceite vegetal de ricino
- 6,3 g de aceite vegetal de coco fraccionado o coco caprílico
- 7 gotas de fitoesteroles
- 4 gotas de aceite esencial de romero
- 3 gotas de aceite esencial de salvia
- 3 gotas de aceite esencial de madera de rosa
- 2 gotas de vitamina E

Elaboración
- Vierte todos los aceites vegetales en una botella con dosificador con la ayuda de un embudo.
- Agrega los aceites esenciales, los fitoesteroles y la vitamina E, tapa y agita.

Uso y conservación
Aplica unas gotas de aceite en el cabello sin llegar a tocar la raíz dos o tres veces a la semana hasta que se repare. Conserva en un lugar fresco, seco y oscuro; dura hasta seis meses.

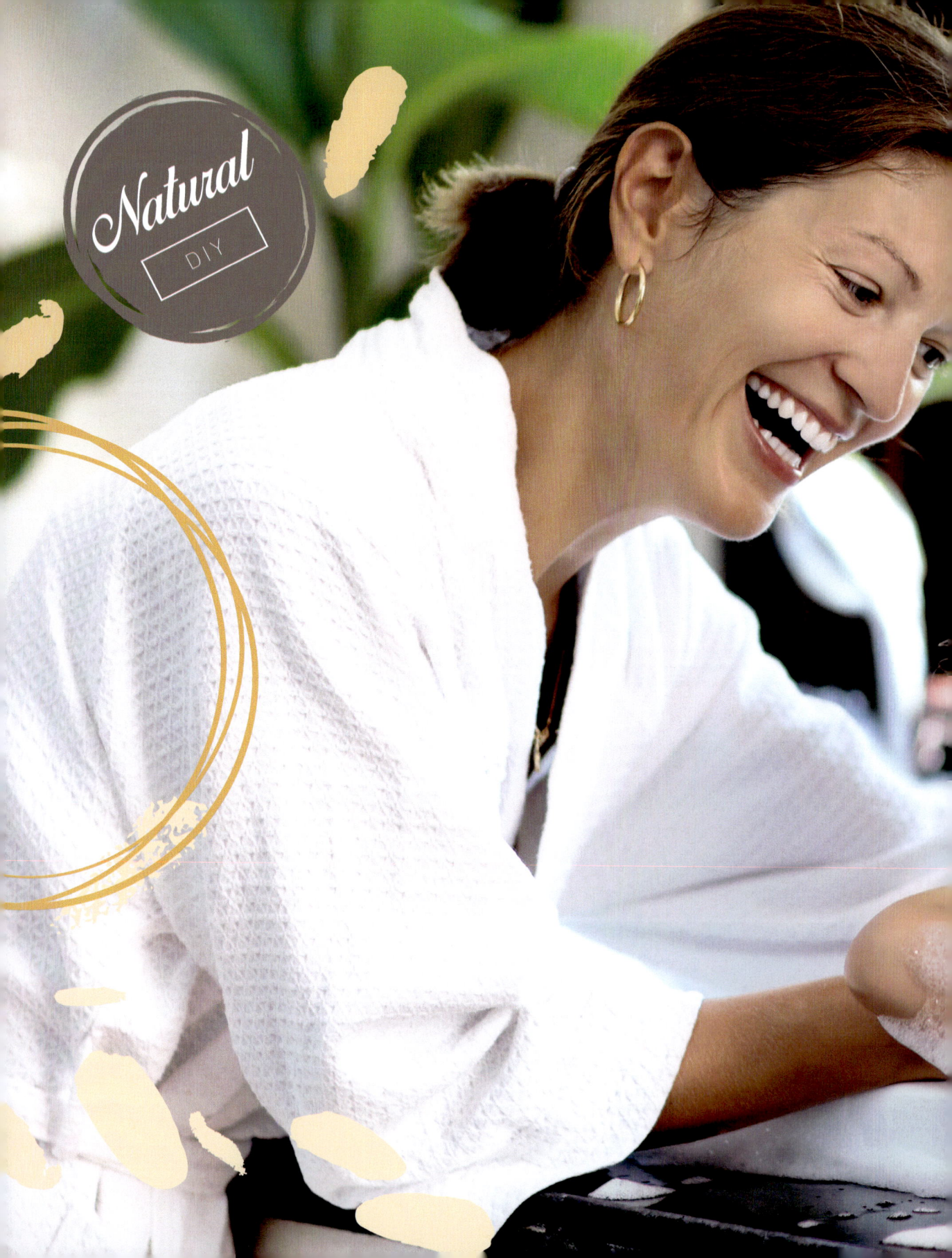

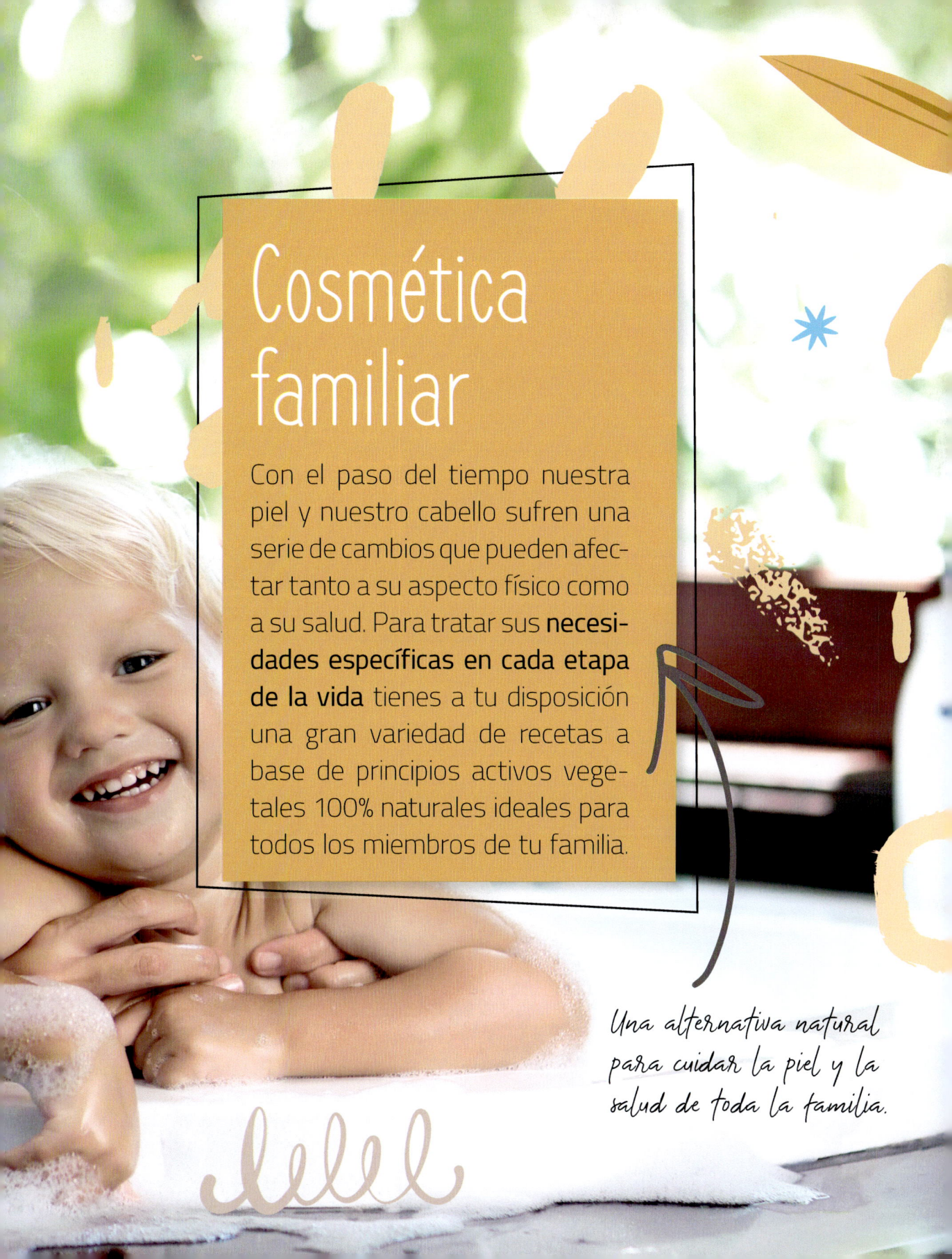

Cosmética familiar

Con el paso del tiempo nuestra piel y nuestro cabello sufren una serie de cambios que pueden afectar tanto a su aspecto físico como a su salud. Para tratar sus **necesidades específicas en cada etapa de la vida** tienes a tu disposición una gran variedad de recetas a base de principios activos vegetales 100% naturales ideales para todos los miembros de tu familia.

Una alternativa natural para cuidar la piel y la salud de toda la familia.

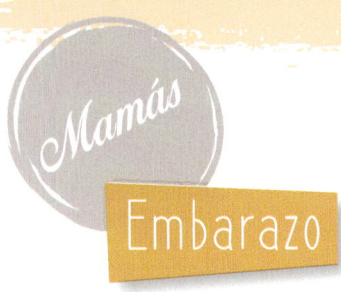

Embarazo

GEL PARA PIERNAS CANSADAS

Este gel fresco te ayudará a desinflamar y calmar las piernas cansadas brindándoles flexibilidad y ligereza, gracias a sus propiedades tónicas y drenantes. Puedes utilizarlo después del cuarto mes de embarazo, ya que contiene aceite esencial de helicriso, que está contraindicado durante el primer trimestre.

Ingredientes para 100 g
- 90 g de gel de aloe vera
- 10 g de extracto hidroglicerinado de rusco
- 16 gotas de aceite esencial de helicriso

Elaboración
- Pon todos los ingredientes en un recipiente, remueve hasta conseguir un gel homogéneo y envasa en una botella dosificadora.

Uso y conservación
Frota tus piernas con el gel una vez al día. Conserva en la nevera; dura hasta un mes.

ACEITE PARA ELIMINAR MANCHAS

Muy útil para combatir las manchas oscuras que aparecen durante el embarazo en determinadas zonas del rostro, como la frente, las mejillas o el labio superior. Puedes usarlo después del cuarto mes de gestación; hasta entonces trata de evitar el sol y usa protectores solares para que las manchas no se acentúen.

Ingredientes para 10 g
- 7,5 g de aceite vegetal de avellanas
- 54 gotas de aceite vegetal de rosa mosqueta
- 27 gotas de aceite vegetal de argán
- 6 gotas de aceite esencial de helicriso italiano
- 4 gotas de aceite esencial de apio
- 7 gotas de aceite esencial de romero verbenona
- 2 gotas de vitamina E

Elaboración
- Pon en una botella de *roll-on* todos los ingredientes con la ayuda de un embudo, tapa y agita.

Uso y conservación
Aplica dos o tres veces al día sobre las manchas de la piel hasta que notes una clara mejoría. Conserva en un lugar fresco, seco y oscuro o en la nevera; dura hasta seis meses.

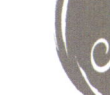

MOUSSE ANTIESTRÍAS

Para prevenir y tratar las estrías durante el embarazo, esta *mousse* a base de aceites nutritivos y reparadores protegerá y mantendrá la elasticidad de tu piel.

Para conseguir la textura de mousse usa una batidora manual de globo o una eléctrica de varillas.

Ingredientes para 100 g
- 50 g de manteca de karité
- 15 g de aceite vegetal de aguacate
- 10 g de aceite vegetal de germen de trigo
- 15 g de aceite vegetal de rosa mosqueta
- 10 g de aceite vegetal de arándanos rojos
- 4 gotas de vitamina E

Elaboración

- Pon la manteca de karité en un recipiente y caliéntala al baño de maría hasta que se funda.
- Retira del fuego, agrega los aceites vegetales uno a uno en el orden que aparecen en la receta y remueve.
- Cuando la mezcla se haya templado, agrega la vitamina E e introduce en el congelador.
- Cuando la manteca empiece a solidificarse de nuevo, sácala del congelador, bátela con una batidora manual hasta que adquiera una textura cremosa y envasa.

Uso y conservación

Aplica la *mousse* en la piel masajeándola con suavidad hasta que penetre por completo. Conserva en un lugar fresco, seco y oscuro o en la nevera; dura hasta seis meses.

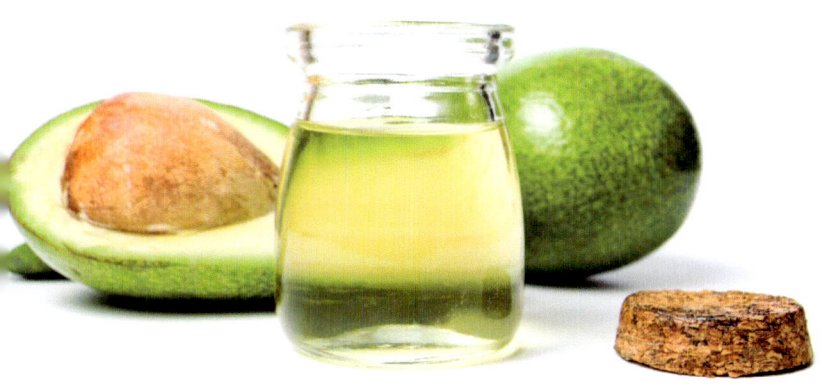

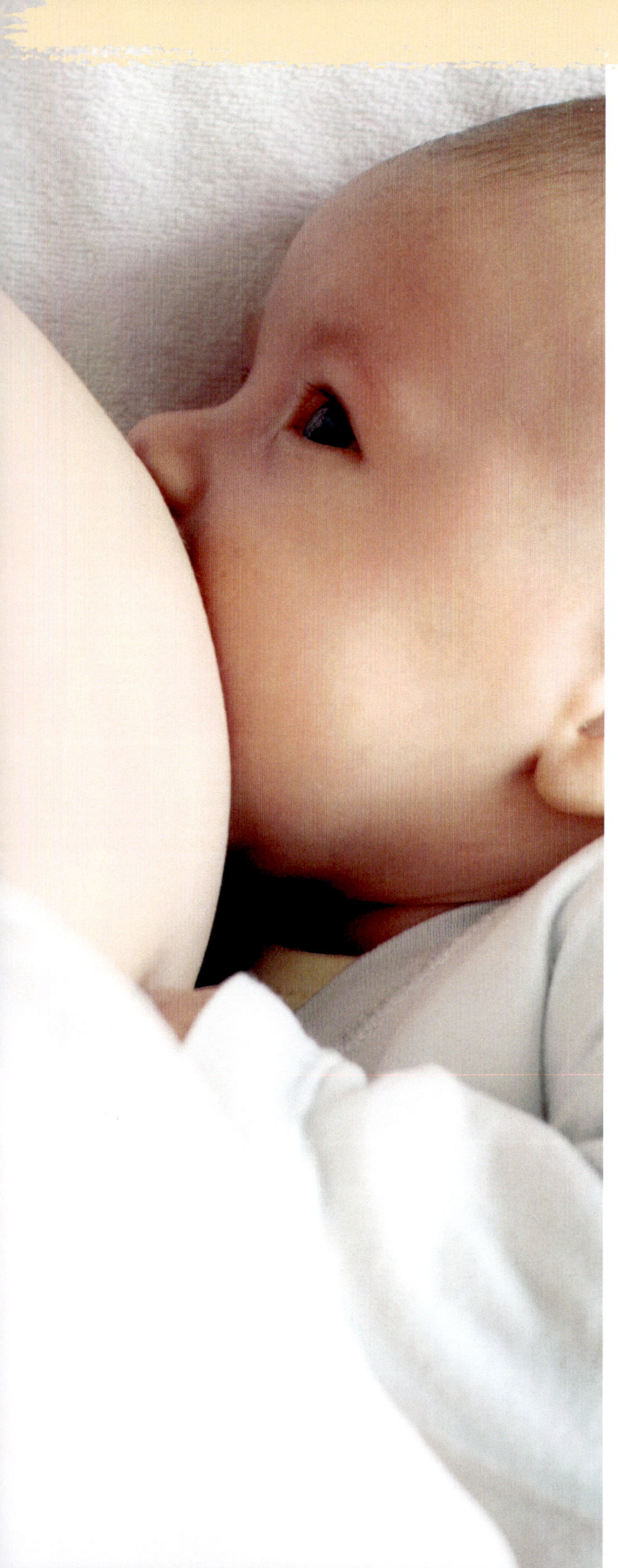

Posparto

BÁLSAMO PARA LACTANCIA

Durante los primeros días de lactancia la piel de los pezones puede resecarse, agrietarse y causar dolor. Este bálsamo te ayudará a calmar y cicatrizar esta piel tan delicada.

Ingredientes para 50 g
- 4 g de cera de abejas
- 38 g de oleato de caléndula en aceite de oliva
- 8 g de manteca de karité
- 2 gotas de bisabolol
- 2 gotas de vitamina E

Elaboración
- Pon el oleato, la manteca y la cera en un recipiente y calienta al baño maría hasta que se derritan todos los ingredientes.
- Retira del calor, remueve y, cuando la mezcla se haya templado, agrega la vitamina E y el bisabolol, remueve y envasa.

Uso y conservación
Aplica varias veces al día; no es necesario que te limpies el pecho cuando amamantes porque este bálsamo es seguro para tu bebé. Conserva en un lugar fresco, seco y oscuro; dura hasta seis meses.

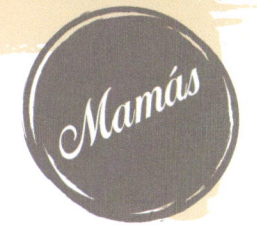

SÉRUM REGENERATIVO

Este sérum está especialmente indicado para ayudar a que la cicatriz de la cesárea se regenere más rápido, disminuya la aparición de queloides y la piel recupere su elasticidad.

Ingredientes para 50 g
- 20 g de aceite vegetal de pepita de uva
- 25 g de aceite vegetal de rosa mosqueta
- 17 gotas de aceite esencial de lavanda
- 17 gotas de aceite esencial de helicriso italiano
- 4 gotas de vitamina E

Elaboración
- Pon todos los ingredientes en una botella de color topacio, tapa y agita.

Uso y conservación
Aplica unas gotas de este sérum y realiza masajes con la yema de los dedos, sin causarte dolor, arrastrando la piel en dirección a la cicatriz, durante la mañana y la noche hasta que veas una mejora significativa. Conserva en un lugar fresco, seco y oscuro; dura hasta seis meses.

Aplica el sérum 10 días después de que te hayan quitado los puntos de la cesárea.

CREMA ANTIESTRÍAS

Específicamente formulada para la piel posparto, ayuda a reducir las estrías y a nutrir la piel.

Ingredientes para 100 g
- 10 g de aceite de aguacate
- 5 g de manteca de karité
- 10 g de Dub Expert+
- 68 g de hidrolato de cedrón o verbena
- 0,5 al 5% de proteína de arroz hidrolizada
- 2,5 g de provitamina B5
- 48 gotas de extracto de sófora japónica
- 20 gotas de alcohol bencílico

Elaboración *(One Pot)*
- Pon el hidrolato, el aceite, la manteca y el Dub Expert+ en un recipiente y caliéntalo al baño maría. Cuando la mezcla haya alcanzado los 75ºC retira del calor y bate hasta que comience a emulsionar.
- Pon la crema en agua fría y sigue batiendo hasta que emulsione completamente.
- Cuando la temperatura haya descendido por debajo de los 35ºC agrega la proteína de arroz, la provitamina B5, el extracto y el alcohol, remueve entre cada adición y envasa.

Uso y conservación
Aplica por la mañana y por la noche, durante tres meses. Conserva en un lugar fresco, seco y oscuro; dura hasta tres meses.

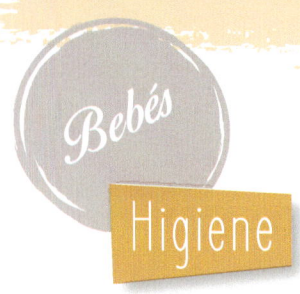

Higiene

LINIMENTO ÓLEO-CALCÁREO

Este ungüento suave con propiedades calmantes, antisépticas y cicatrizantes es ideal para el cuidado de la piel de las nalgas de los bebés.

Ingredientes para 100 g
- 49 g de agua de cal
- 49 g de oleato de caléndula en aceite de oliva
- 2 g de cera de abejas

Elaboración
- Pon el oleato y la cera de abejas en un recipiente y, en otro, el agua de cal, y caliéntalo todo al baño maría hasta que alcance los 75°C.
- Retira del fuego y vierte el agua de cal sobre el aceite mientras bates. Sigue batiendo hasta obtener una mezcla estable.
- Cuando el linimento esté a temperatura ambiente, envasa en una botella con tapa abatible o con bomba dosificadora.

Uso y conservación
Aplica con discos de algodón durante el cambio de pañal. No necesita enjuagar. Conserva en un lugar fresco, seco y oscuro; dura hasta seis meses.

LOCIÓN JABONOSA DE MANZANILLA

Desinfecta, calma y purifica la piel de tu bebé gracias a los activos calmantes y antiinflamatorios que aportan el hidrolato de manzanilla y el óxido de zinc.

Ingredientes para 100 g
- 50 g de hidrolato de manzanilla
- 46 g de agua mineral o destilada
- 2 g de glicerina vegetal
- 0,5 g de óxido de zinc
- 1 g de betaína de babasú
- 20 gotas de extracto de semilla de pomelo

Elaboración
- Pon todos los ingredientes en una botella dosificadora, tapa y agita.

Uso y conservación
Agita antes de usar. Aplica con discos de algodón siempre que lo necesites para limpiar la cara o las manos de tu bebé. No necesita enjuagar. Conserva en un lugar fresco, seco y oscuro; dura hasta un mes.

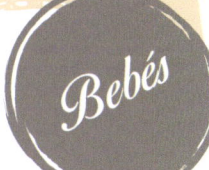

CHAMPÚ Y GEL DE DUCHA, DOS EN UNO

Por su suavidad, este producto es tanto un champú como un gel de ducha apto para los más pequeños. Contiene avena y miel, que son calmantes y emolientes, y, en combinación con el extracto de caléndula, resulta especialmente indicado para pieles sensibles e irritadas.

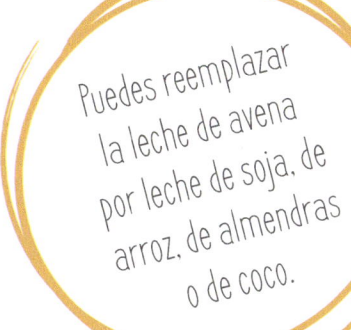

Puedes reemplazar la leche de avena por leche de soja, de arroz, de almendras o de coco.

Ingredientes para 100 g
- 44 g de leche de avena ligera
- 33 g de lauril glucósido
- 10 g de betaína de babasú
- 7 g de extracto glicerinado de caléndula
- 4 g de miel líquida
- 45 gotas de fragancia natural a manzana
- 26 gotas de ácido láctico
- 48 gotas de leuconostoc

Elaboración

- En un recipiente coloca la betaína de babasú y el lauril glucósido, caliéntalo todo al baño maría para que se fluidifique y se integre mejor, y retira del fuego.
- Agrega la leche de avena y la miel, y remueve suavemente hasta que se amalgame.
- Añade el resto de los ingredientes en el orden en el que aparecen en la lista y remueve bien tras cada adición hasta que la mezcla se homogeneice.
- Envasa en una botella de 100 ml para champú.

Uso y conservación

Agita antes de usar; puedes usarlo diariamente. Conserva en un lugar fresco, seco y oscuro; dura hasta tres meses.

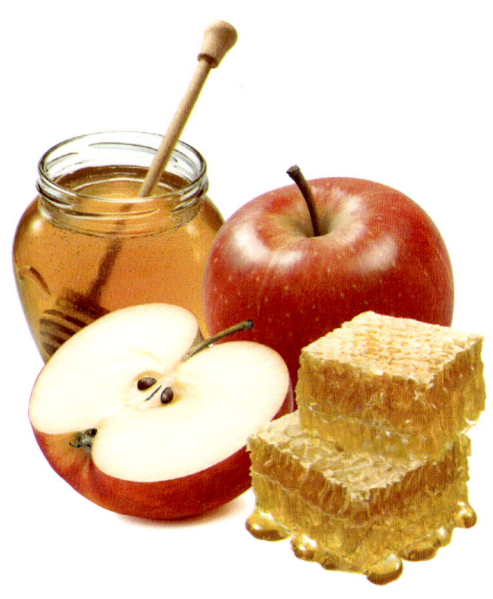

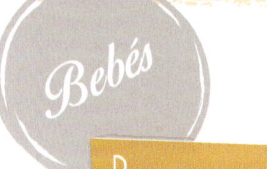

Reparadores

CREMA CICATRIZANTE

Esta crema protege la delicada piel de tu bebé y calma, repara y cicatriza la dermatitis del pañal.

Ingredientes para 100 g
- 40 g de oleato de caléndula en aceite de oliva
- 5 g de manteca de mangostino
- 8 g de Dub Expert+
- 16 g de hidrolato de manzanilla alemana
- 10 g de agua mineral
- 20 g de óxido de zinc
- 20 gotas de alcohol bencílico

Elaboración *(One Pot)*
- Pon todos los ingredientes en un recipiente, excepto el alcohol bencílico, y caliéntalos al baño maría hasta que alcancen los 75°C.
- Retira del fuego y bate con un batidor eléctrico hasta que la crema se densifique.
- Pon el recipiente en agua fría, bate hasta que la temperatura haya descendido por debajo de los 35°C, añade el alcohol bencílico, bate y envasa.

Uso y conservación
Aplica en las nalgas limpias y secas. Conserva en un lugar fresco y oscuro; dura hasta tres meses.

CREMA DE MALVA Y MANZANILLA

Una crema suave, calmante, antiinflamatoria y reparadora para la delicada piel del bebé cuando esté seca, irritada o con rojeces o rozaduras.

Ingredientes para 100 g
- 10 g de aceite vegetal de almendras dulces
- 8 g de Dub Expert+
- 20 g de hidrolato de manzanilla
- 20 g de extracto de malva
- 41 g de agua mineral o destilada
- 20 gotas de alcohol bencílico

Elaboración *(One Pot)*
- Coloca todos los ingredientes, excepto el leuconostoc, en un recipiente y calienta la mezcla al baño maría hasta que alcance los 75°C.
- Retira el recipiente del fuego y bate la mezcla hasta que se densifique.
- Coloca el recipiente en agua fría y bate hasta que la temperatura haya descendido por debajo de los 35°C, agrega el alcohol bencílico, bate y envasa en una botella *airless*.

Uso y conservación
Aplica las veces que necesites sobre la piel de tu bebé, masajeándola suavemente. Conserva en un lugar fresco, seco y oscuro; dura hasta tres meses.

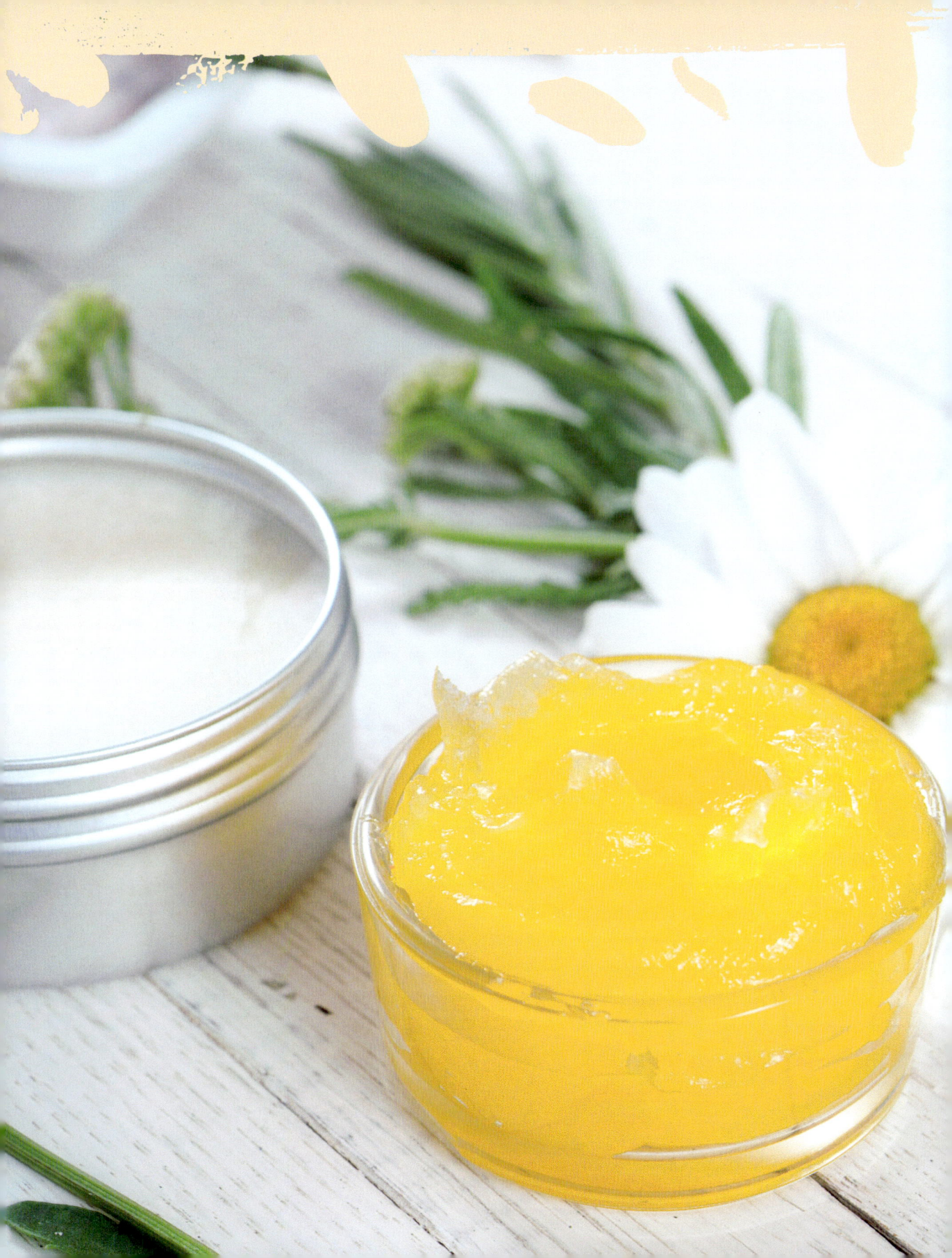

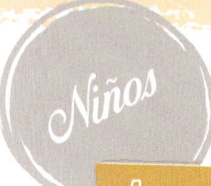

Antipediculosis

CHAMPÚ DE LAVANDA Y ÁRBOL DE TÉ

Actúa como repelente de piojos gracias a los aceites esenciales de lavanda fina, de árbol de té y de romero alcanfor. Está especialmente indicado para niños mayores de 6 años y para adultos.

Ingredientes para 150 g
- 150 g de base suave neutra
- 24 gotas de aceite esencial de lavanda fina
- 24 gotas de aceite esencial de árbol de té
- 16 gotas de aceite esencial de romero alcanfor

Elaboración
- Pon en un recipiente la base suave neutra, agrega los aceites esenciales, remueve hasta que se integren bien y envasa en una botella con tapa abatible o dosificadora.

Uso y conservación
Lava el cabello con este champú y deja actuar 10 minutos antes de enjuagar. Evita el contacto con los ojos. En caso de que suceda, aclara con abundante agua. Conserva en un lugar fresco, seco y oscuro; dura hasta un mes.

LOCIÓN DE AGUAS FLORALES

Con esta loción repelente de piojos mantendrás a estos parásitos lejos de los cabellos de tus hijos; también facilita el peinado de los cabellos más rebeldes. Especialmente indicada para niños mayores de 6 años y para adultos.

Ingredientes para 100 g
- 23 g de hidrolato de árbol de té
- 20 g de hidrolato de geranio
- 20 g de hidrolato de romero
- 30 g de hidrolato de lavanda fina
- 1 g de sal marina
- 2 g de glicerina líquida
- 3 g de fitoqueratina
- 24 gotas de extracto de semilla de pomelo

Elaboración
- Pon todos los ingredientes en un recipiente y remueve.
- Vierte la mezcla en una botella con pulverizador, tapa y agita.

Uso y conservación
Pulveriza la loción sobre los cabellos húmedos después del lavado y peina. También puedes pulverizarla sobre el cabello seco antes de que los niños vayan al colegio. Conserva en un lugar fresco, seco y oscuro; dura hasta un mes.

Calmantes

BÁLSAMO DE ARROZ

El almidón de arroz es calmante y suavizante, ideal para niños con pieles sensibles, reactivas, atópicas o con psoriasis.

Ingredientes para 100 g
- 16 g de almidón de arroz
- 35 g de aceite vegetal de borraja
- 36 g de oleato de caléndula
- 11 g de cera de abejas
- 2 g de glicerina líquida
- 8 gotas de aceite esencial de helicriso
- 4 gotas de vitamina E

Elaboración
- Pon en un recipiente el aceite vegetal, el oleato y la cera y caliéntalos al baño maría hasta que se fundan.
- Retira del fuego, agrega el almidón y bate hasta que se forme una crema.
- Agrega el resto de los ingredientes, bate y envasa.

Uso y conservación
Aplica sobre las áreas irritadas tantas veces como necesites. Conserva en un lugar fresco, seco y oscuro; dura hasta seis meses.

CREMA DE LLANTÉN

Calma el picor y la hinchazón provocados por las picaduras de insectos gracias a su contenido en llantén.

Ingredientes para 100 g
- 25 g de oleato de llantén
- 60 g de agua mineral o destilada
- 10 g de Dub Expert+
- 5 g de extracto glicerinado de llantén
- 20 gotas de alcohol bencílico

Elaboración
- Pon en un recipiente todos los ingredientes, excepto el extracto de semilla de pomelo, y caliéntalo todo al baño maría hasta que alcance los 75 °C.
- Retira del fuego y bate hasta que obtengas una mezcla estable.
- Pon el recipiente con la crema en agua fría para bajar la temperatura y bate dos minutos más hasta estabilizar.
- Añade el alcohol bencílico, bate y envasa en un tarro hermético o en una botella *airless*.

Uso y conservación
Aplica sobre la picadura tantas veces como sea necesario. Conserva en un lugar fresco, seco y oscuro; dura hasta tres meses.

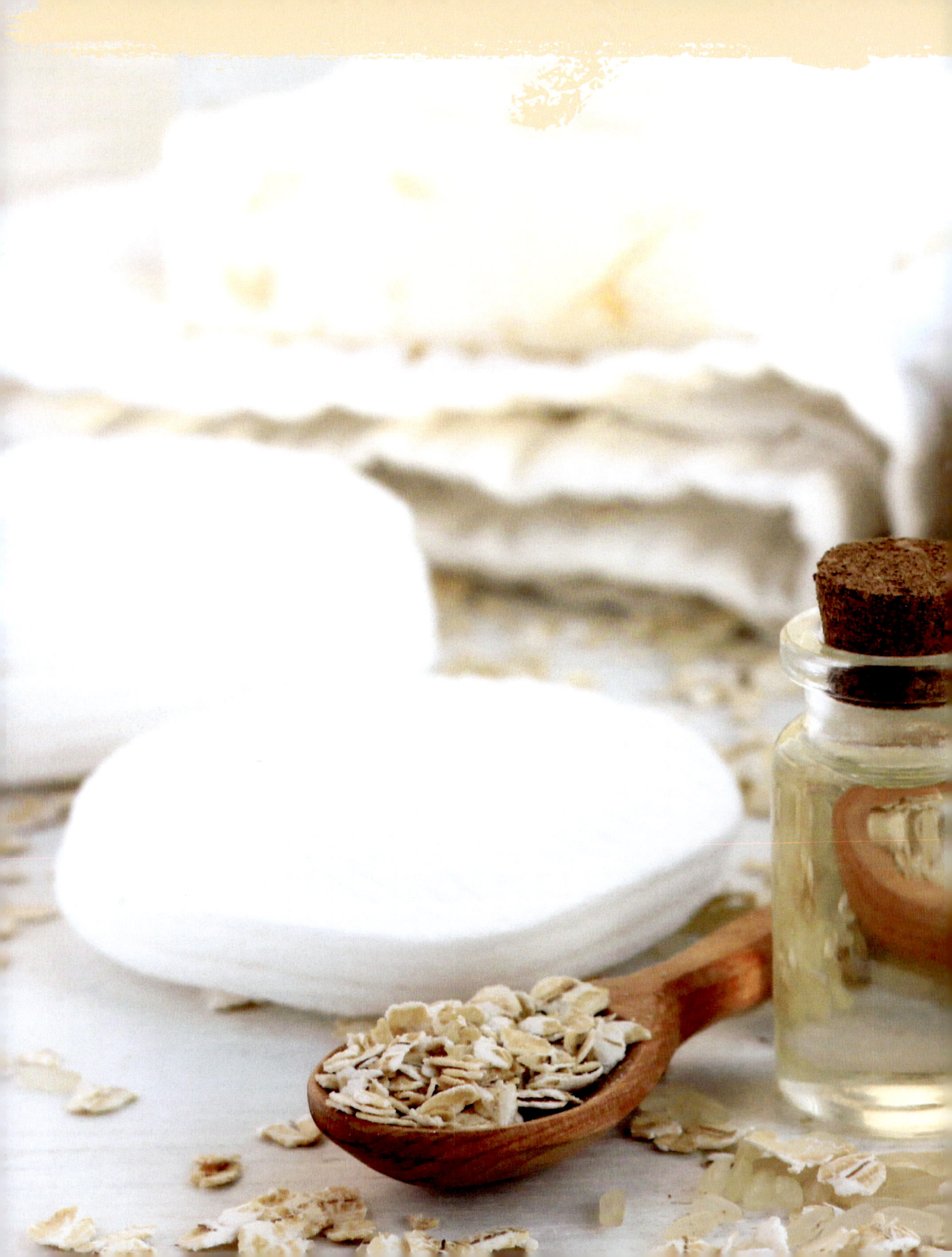

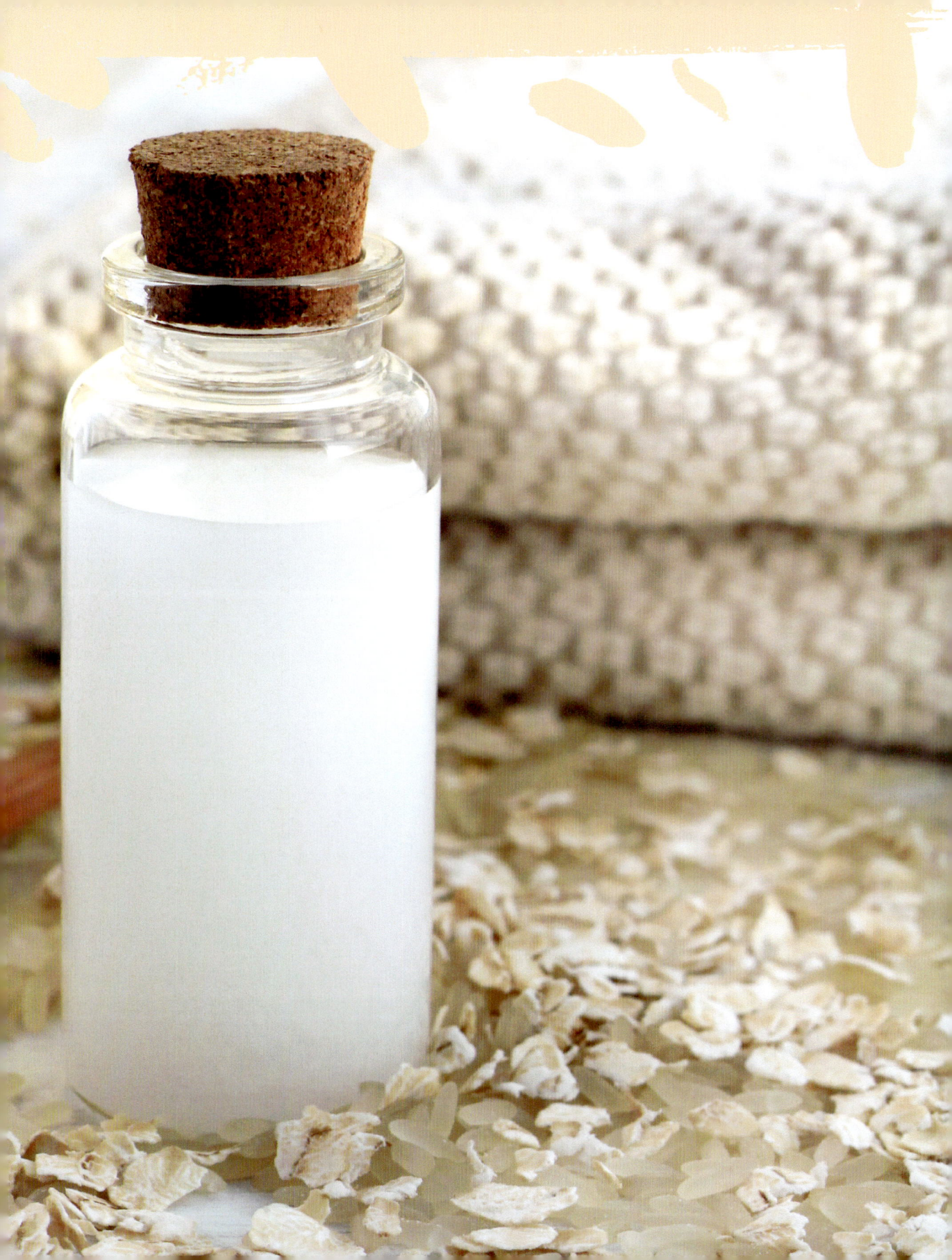

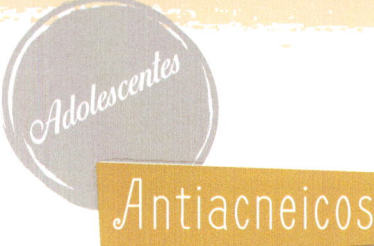

Antiacneicos

SÉRUM DE PAPAYA

Después de tonificar la piel puedes aplicar este sérum sobre los granitos del acné para secarlos y cicatrizarlos. También ayuda a purificar y desinfectar las áreas afectadas.

Ingredientes para 10 g
- 5 g de aceite vegetal de papaya
- 60 gotas de aceite esencial de lavanda fina
- 43 gotas de aceite esencial de árbol de té
- 17 gotas de aceite esencial de tanaceto
- 1 gota de vitamina E

Elaboración
- Vierte todos los ingredientes en una botella de *roll-on* de color topacio, tapa y agita.

Uso y conservación
Aplica directamente sobre la zona afectada varias veces al día. Conserva en un lugar fresco, seco y oscuro; dura hasta seis meses.

LOCIÓN DE TOMILLO Y ÁRBOL DE TÉ

Después de haber limpiado y exfoliado la piel, aplica esta loción, que ayudará a tonificarla, desinflamarla, calmarla y desinfectarla.

Ingredientes para 100 g
- 50 g de hidrolato de árbol de té
- 47 g de hidrolato de tomillo
- 2 g de ácido salicílico en polvo
- 24 gotas de extracto de semilla de pomelo

Elaboración
- Introduce todos los ingredientes en una botella, tapa y agita hasta que se disuelva por completo el ácido salicílico.

Uso y conservación
Aplica la loción con un disco de algodón después de limpiar, exfoliar o haber usado una mascarilla. Deja secar y luego aplica una crema o aceite hidratante apto para pieles acneicas. Conserva en la nevera; dura hasta un mes.

MASCARILLA DE FRESA, PEPINO Y LIMÓN

Después de limpiar y exfoliar el rostro, puedes utilizar esta mascarilla, que te ayudará a limpiar los poros en profundidad, combatiendo los puntos negros. Pueden usarla también los adultos de la familia con piel grasa.

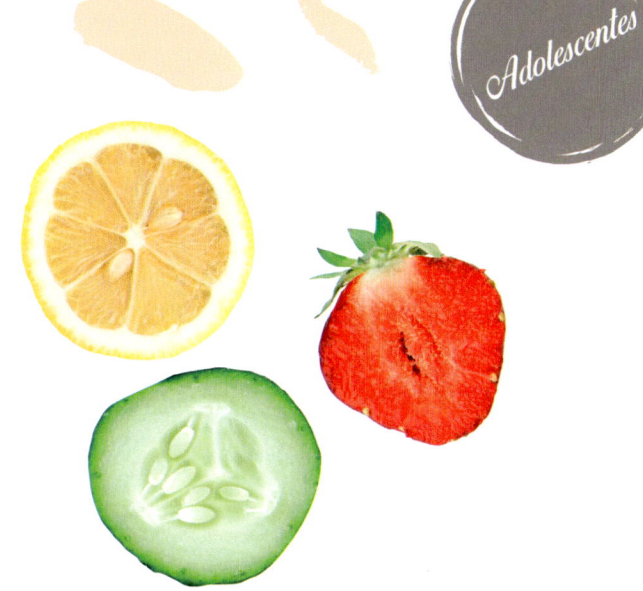

Ingredientes para 80 g
- 1 fresa
- 30 g de pepino fresco
- 20 g de zumo de limón
- 20 g de arcilla verde
- 1 cucharadita de miel de flores
- 1 cucharadita de aceite vegetal de nim
- 3 gotas de aceite esencial de geranio
- 3 gotas de aceite esencial de árbol de té

Elaboración
- Licua la fresa, el pepino y el limón, añade la miel y remueve hasta que obtengas un puré.
- Agrega la arcilla poco a poco y los aceites esenciales batiendo entre cada adición. Cuando lo veas todo integrado, vierte la mezcla en un bol.

Uso y conservación
Aplica la mascarilla sobre la piel limpia con la ayuda de un pincel y deja actuar entre 5 y 20 minutos hasta que la notes tirante. Lava la cara con abundante agua fría o templada y sécala dando golpecitos suaves. Puedes usarla una vez a la semana después de limpiar y exfoliar la piel. Aplica luego una loción astringente, como la de tomillo y árbol de té y, a continuación, una crema hidratante. No se conserva, es de un solo uso.

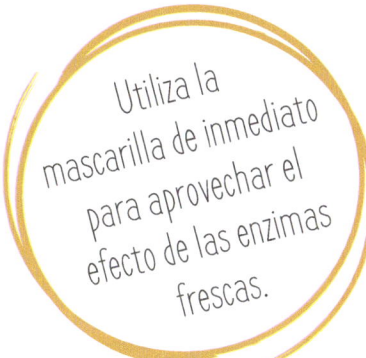

Utiliza la mascarilla de inmediato para aprovechar el efecto de las enzimas frescas.

Hombres

Para los que se afeitan

JABÓN DE AFEITADO

Muy fácil de elaborar, este jabón de afeitado favorece el deslizamiento de las cuchillas y es calmante y reparador.

Ingredientes para 100 g
- 70 g de base de jabón de glicerina
- 20 g de sodium coco sulfato
- 4 g de arcilla blanca o caolín
- 5 g de fitoesteroles
- 1 g de fragancia natural a madera de Oriente

Elaboración
- Corta la base de jabón en dados y calienta al baño maría hasta que se funda. Retira de inmediato de la fuente de calor.
- Agrega la arcilla y el sodium coco sulfato y remueve suavemente hasta que la mezcla se integre.
- Añade el resto de los ingredientes, remueve y vierte en un envase para cremas.

Uso y conservación
Aplica con una brocha mojada hasta que se forme espuma abundante y cremosa. Conserva en un lugar fresco, seco y oscuro; dura hasta un año.

El jabón de glicerina nunca debe hervir, pues se deshidrata y se estropea.

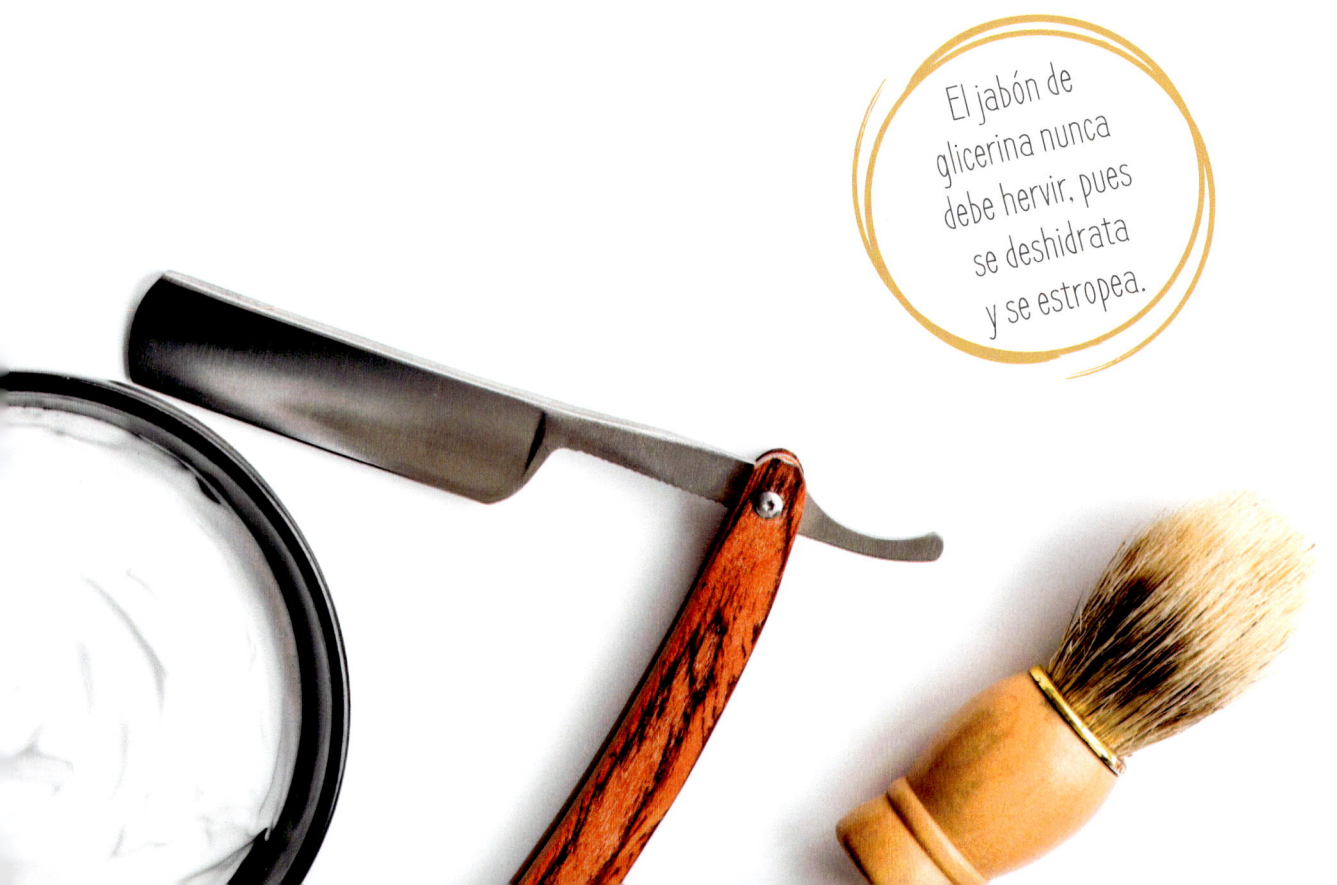

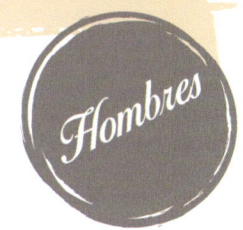

MOUSSE DE AFEITADO

Si quieres una textura más espumosa que la de la crema, elabora esta *mousse* de afeitar; sus ingredientes activos naturales calman y alivian la irritación del rasurado dejando la piel tonificada, suave y flexible.

Ingredientes para 100 g
- 52 g de hidrolato de azahar
- 30 g de base de lavado neutra
- 10 g de betaína de babasú
- 5 g de glicerina líquida
- 48 gotas de aceite esencial de mirra
- 50 gotas de leuconostoc

Elaboración
- Pon en un recipiente el hidrolato y agrega el resto de los ingredientes, remueve y envasa en una botella con bomba de espuma.

Uso y conservación
Agita antes de usar. Aplica sobre la piel con movimientos circulares. Conserva en un lugar fresco, seco y oscuro; dura hasta tres meses.

AFTERSHAVE

Ayuda a calmar la irritación que producen las cuchillas sobre la piel, suavizando y evitando molestias. Es apta para todo tipo de pieles.

Ingredientes para 100 g
- 58 g de hidrolato de melisa
- 30 g de hidrolato de bambú
- 11 g de alcohol cosmético de 40° o alcohol etílico
- 4 gotas de aceite esencial de cedro
- 3 gotas de aceite esencial de ciprés
- 2 gotas de aceite esencial de enebro
- 20 gotas de extracto de semilla de pomelo

Elaboración
- Vierte el alcohol en una botella con vaporizador para 100 ml, añade los aceites esenciales y agita para que se integren.
- Agrega los hidrolatos y el extracto de semilla de pomelo, tapa y agita.

Uso y conservación
Pulveriza sobre la piel rasurada. Guarda en un lugar fresco, seco y oscuro; dura hasta un mes.

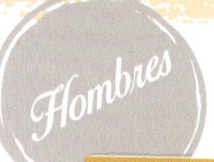

Para los que llevan barba

GEL PARA PERFILAR LA BARBA

Ayuda a repasar y perfilar los contornos de la barba para darle forma según los rasgos y el estilo propios.

Ingredientes para 50 g
- 48 g de gel de aloe vera
- 0,25 g de alantoína
- 20 gotas de tintura de propóleo
- 25 gotas de extracto de malva

Elaboración
- Coloca todos los ingredientes en un recipiente, remueve bien y envasa en una botella dosificadora o *airless*.

Uso y conservación
Aplica en los bordes de la barba, en las patillas y en el cuello y rasura para definir la forma de la barba. Enjuaga y aplica una loción *aftershave* o una crema hidratante. Conserva en la nevera; dura hasta un mes.

SÉRUM PARA UNA BARBA ESPESA

Este sérum oleoso natural, enriquecido con aceites nutrientes y suavizantes, es muy útil para estimular el crecimiento del pelo y poder presumir de una barba espesa, suave y brillante.

Ingredientes para 30 g
- 10 g de aceite vegetal de jojoba
- 9,6 g de aceite de semilla de mostaza
- 4,4 g de aceite vegetal de ricino
- 4,2 g de escualeno
- 2 gotas de aceite esencial de cedro del Atlas
- 3 gotas de aceite esencial de niaouli
- 1 gota de aceite esencial de cedrón
- 2 gotas de vitamina E

Elaboración
- Introduce todos los ingredientes en una botella de color topacio, preferiblemente con gotero, tapa y agita.

Uso y conservación
Pon una o dos gotas del sérum en la palma de tu mano, frótalas y aplica uniformemente sobre la barba masajeándola suavemente para que penetre bien. Conserva en un lugar fresco, seco y oscuro; dura hasta seis meses.

CERA *HIPSTER*

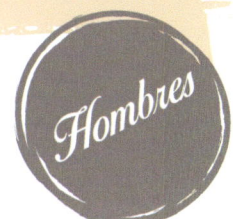

Esta cera natural, nutritiva, protectora y restauradora es ideal para el cuidado de una barba con estilo, que, aunque parezca descuidada, no lo está.

Ingredientes para 50 g
- 8 g de aceite vegetal de jojoba
- 4 g de aceite vegetal de mostaza
- 2,5 g de aceite vegetal de ricino
- 25 g de aceite vegetal de coco fraccionado o coco caprílico
- 10 g de cera bellina o cera de abejas
- 2 gotas de aceite esencial de sándalo
- 2 gotas de aceite esencial de cedro del Atlas
- 1 gota de aceite esencial de vetiver
- 2 gotas de vitamina E

Elaboración
- Pon todos los ingredientes, excepto los aceites esenciales y la vitamina E, en un recipiente y caliéntalos al baño maría hasta que se fundan.
- Una vez derretidos, retira del fuego y deja templar un poco. Cuando los bordes del recipiente comiencen a blanquear, agrega los aceites esenciales y la vitamina E, remueve bien y envasa.

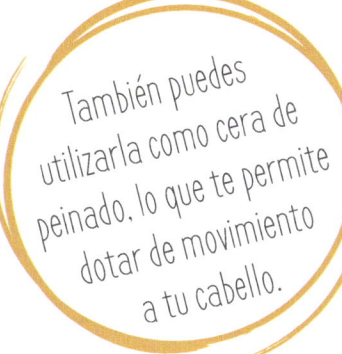

También puedes utilizarla como cera de peinado, lo que te permite dotar de movimiento a tu cabello.

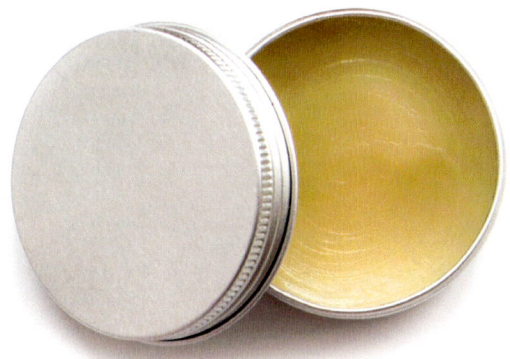

Uso y conservación
Pon un poco de cera en los dedos, frótalos y aplícala sobre los largos de la barba para estilizarlos. Conserva en un lugar fresco, seco y oscuro; dura hasta seis meses.

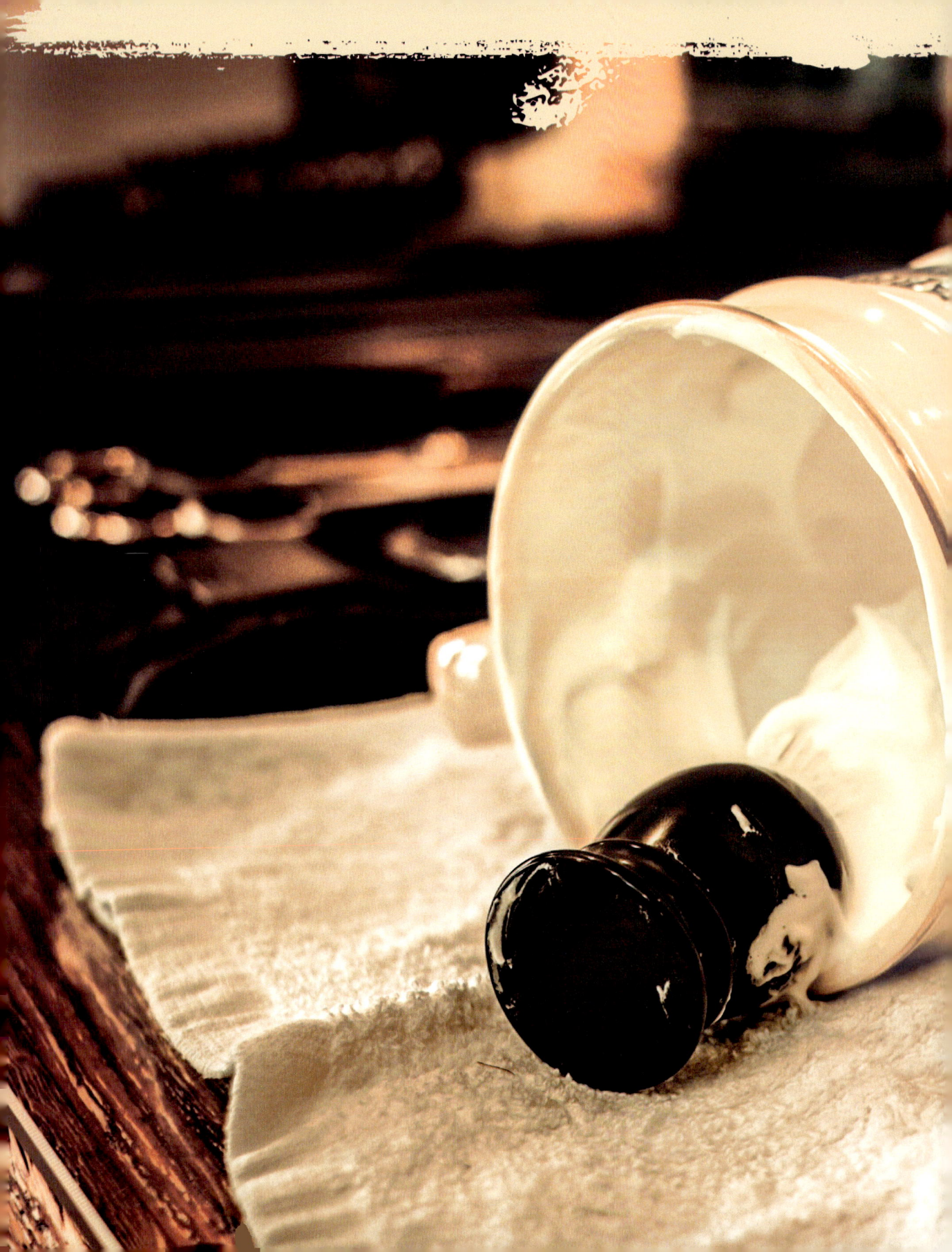

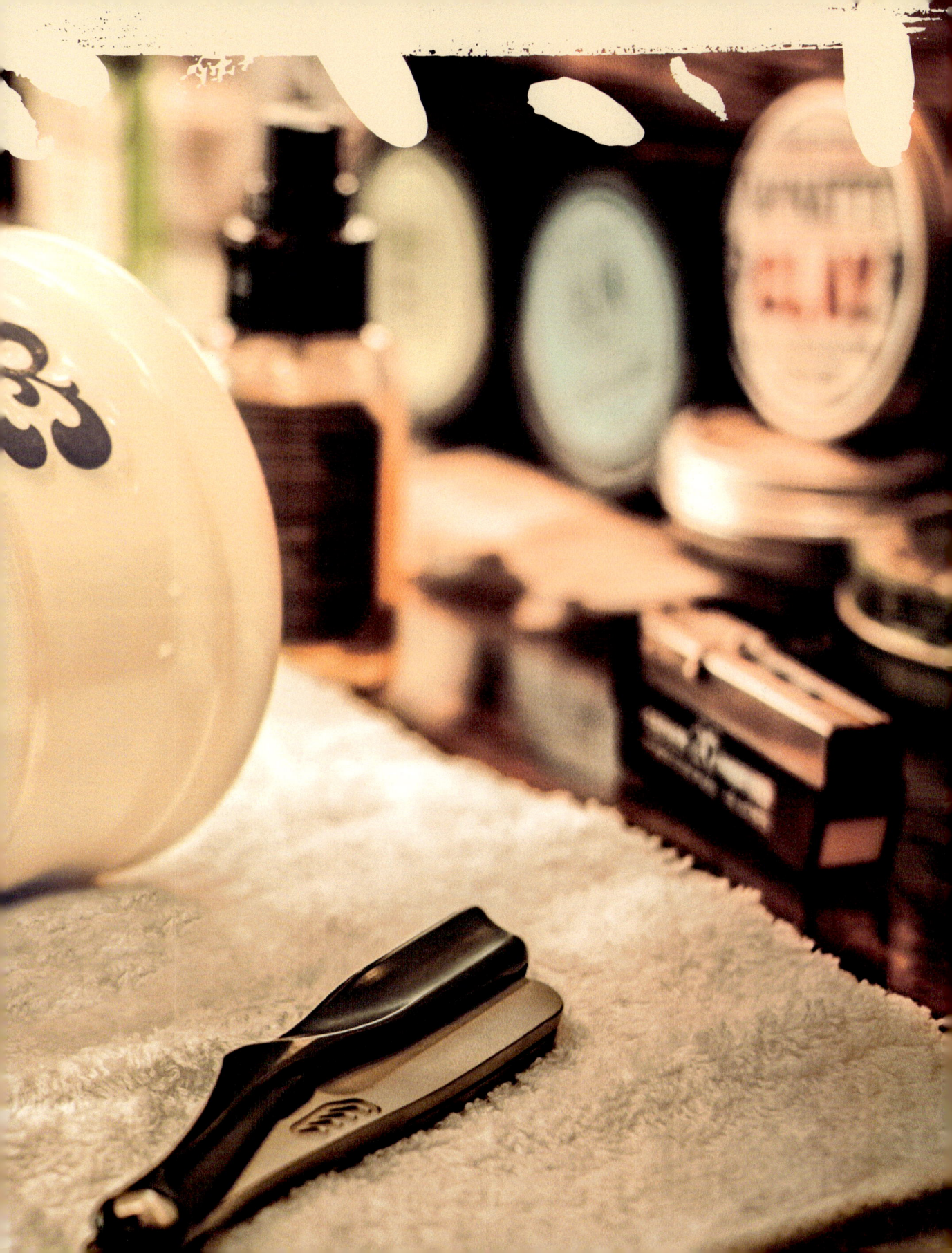

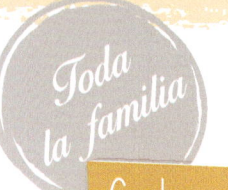

Toda la familia

Calmantes

GEL PARA LA DERMATITIS

Un gel antiséptico ideal para calmar y cicatrizar pequeñas irritaciones de la piel como quemaduras solares, picazón, eccemas, arañazos o llagas.

Ingredientes para 50 g
- 0,7 g de goma guar
- 7 g de hidrolato de lavanda
- 36 g de agua destilada
- 2,5 g de gel de aloe vera
- 1,5 g de oleato de caléndula
- 1,5 g de oleato de árnica
- 12 gotas de bisabolol
- 10 gotas de tintura de propóleo
- 5 gotas de aceite esencial de lavanda
- 10 gotas de extracto de semilla de pomelo

GEL DE ALOE VERA
Puedes obtener un gel similar eliminando la goma, el hidrolato y el agua y aumentando la proporción de gel de aloe vera. Usa 46 g de este gel junto a los oleatos y activos.

Elaboración
- Vierte en un recipiente el agua destilada y el hidrolato de lavanda, esparce por encima la goma guar y espera un minuto a que se hidrate. A continuación, bate con energía para que se forme un gel suave.
- Agrega el resto de los ingredientes uno a uno batiendo entre cada adición y envasa el gel en una botella dosificadora.

Uso y conservación
Aplica sobre la piel irritada. Conserva en la nevera; dura hasta un mes.

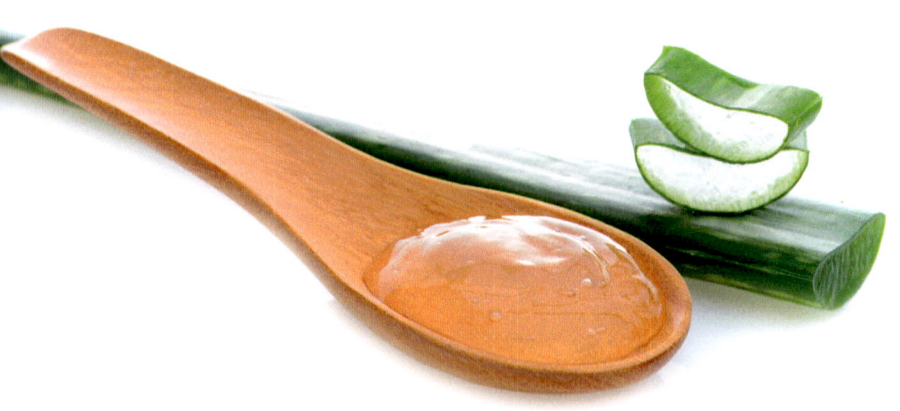

CREMA PARA LA ROSÁCEA

Esta crema protectora y circulatoria calma, desinfecta, desinflama, protege, tonifica y ayuda a cicatrizar las pieles que sufren rosácea.

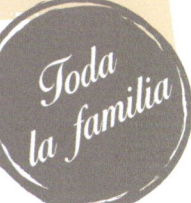

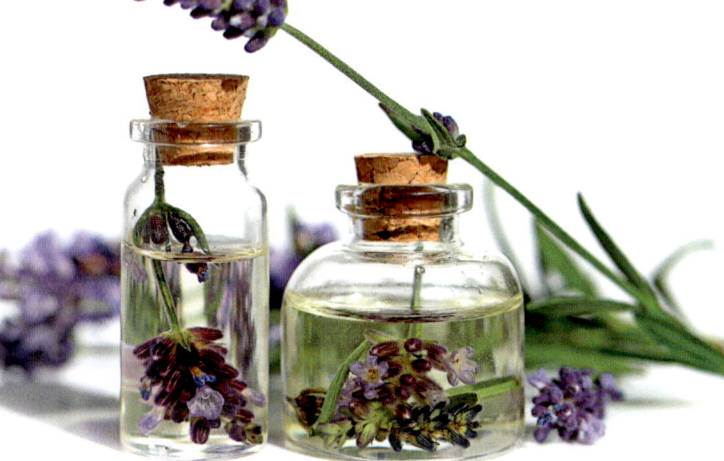

La rosácea afecta únicamente al rostro, especialmente a la nariz, las mejillas, la frente y la barbilla.

Ingredientes para 50 g
- 5 g de aceite vegetal de calófilo
- 10 g de oleato de vid roja
- 5 g de cera emulgente Montanov
- 20 g de hidrolato de helicriso
- 10 g de hidrolato de lavanda
- 6 gotas de aceite esencial de helicriso
- 6 gotas de aceite esencial de tanaceto
- 10 gotas de extracto de semilla de pomelo

Elaboración
- Coloca en un recipiente el aceite vegetal, el oleato y la cera emulgente, y, en otro, los hidrolatos, y caliéntalo todo al baño maría hasta que alcance los 75°C.
- Retira del fuego y vierte lentamente los hidrolatos sobre los ingredientes oleosos mientras bates. Sigue batiendo enérgicamente hasta que la mezcla emulsione.
- Coloca el recipiente con la crema en agua fría y bate hasta que la temperatura haya descendido por debajo de los 35°C.
- Agrega el resto de los ingredientes uno a uno, removiendo entre cada adición, y envasa en un frasco *airless*.

Uso y conservación
Aplica la crema sobre la zona afectada hasta que se absorba. Conserva en un lugar fresco, seco y oscuro; dura hasta un mes.

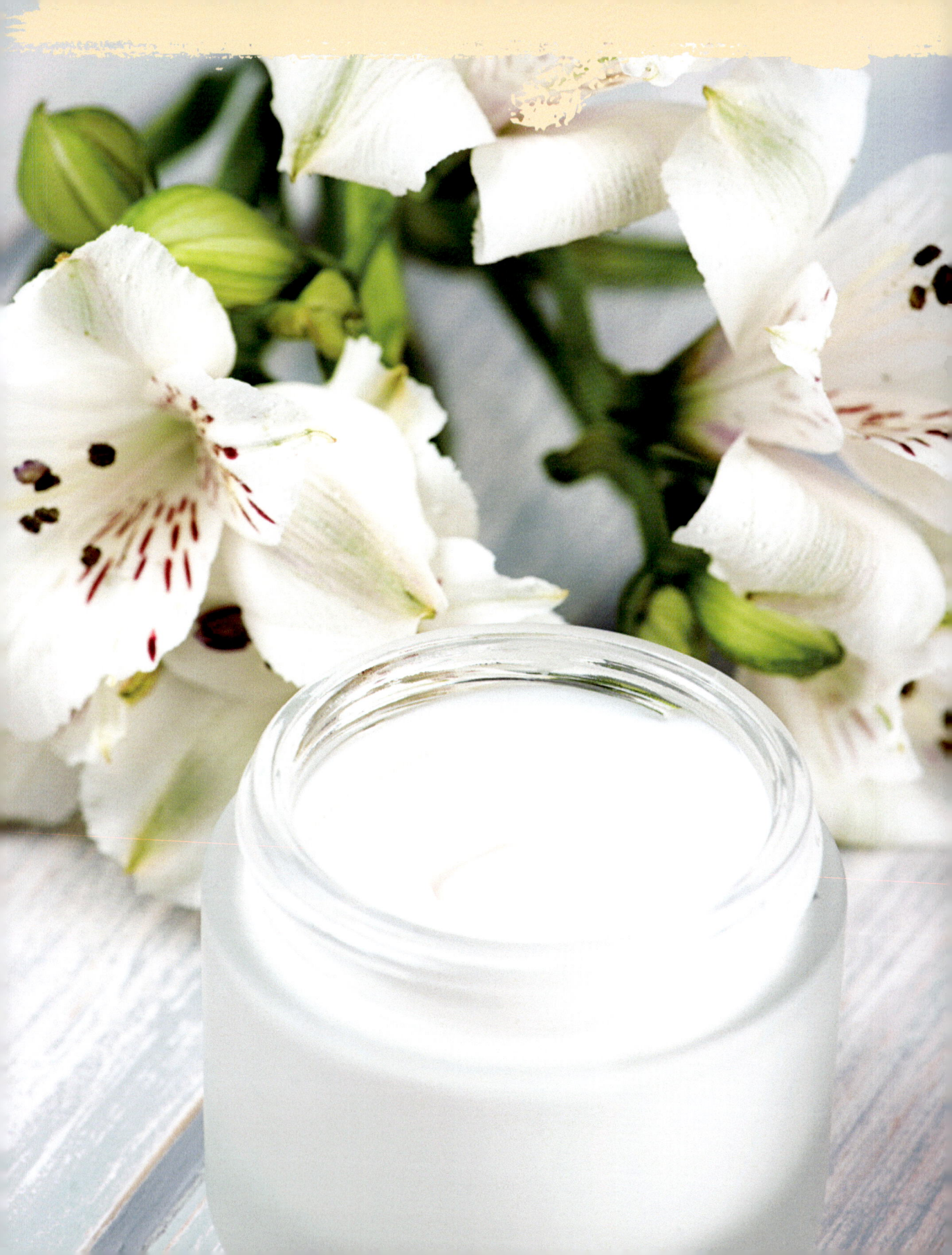

Antimanchas

SÉRUM CORRECTOR

Unifica la pigmentación de la piel y repara las cicatrices ocasionadas por el acné.

Ingredientes para 50 g
- 33 g de oleato de azucena blanca
- 12 g de aceite vegetal de rosa mosqueta
- 2,5 g de cera bellina
- 8 gotas de aceite esencial de lavanda fina
- 8 gotas de aceite esencial de cantueso
- 6 gotas de aceite esencial de palmarosa
- 6 gotas de aceite esencial de incienso
- 15 gotas de tintura de regaliz
- 4 gotas de vitamina E

Elaboración
- Coloca el oleato de azucena y la cera bellina en un recipiente y calienta al baño maría hasta que la cera se funda en el aceite.
- Retira del fuego, agrega el resto de los ingredientes uno a uno removiendo entre cada adición y envasa.

Uso y conservación
Aplica sobre las zonas que desees tratar y masajea hasta su total absorción. Conserva en un lugar fresco, seco y oscuro; dura hasta seis meses.

CREMA DE NOCHE DE AZUCENA BLANCA

Toda la familia

Ideal para corregir y aclarar las manchas causadas por el sol o por la edad mientras duermes.

Ingredientes para 100 g
- 59 g de hidrolato de zanahoria
- 25 g de oleato de azucena blanca
- 10 g de Dub Expert+
- 5 g de activo AHA
- 16 gotas de aceite esencial de apio
- 20 gotas de alcohol bencílico

Elaboración *(One Pot)*
- Coloca en un recipiente el hidrolato y el Dub Expert+ y caliéntalo todo al baño maría hasta que alcance los 75°C.
- Retira del fuego y bate la mezcla dos o tres minutos hasta que emulsione.
- Coloca el recipiente con la crema en agua fría para que baje de temperatura y sigue batiendo hasta que se estabilice.
- Cuando esté a temperatura ambiente, agrega el resto de los ingredientes, bate y envasa.

Uso y conservación
Aplica solo por la noche sobre las manchas realizando masajes circulares. Conserva en un lugar fresco, seco y oscuro; dura hasta tres meses.

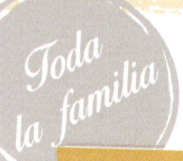

Toda la familia

Anticelulíticos

GEL REDUCTOR

Formulado con extractos vegetales de alga fucus, castaño de Indias y centella asiática, este gel reduce la cintura hasta un centímetro.

Ingredientes para la infusión
- 10 g de centella asiática deshidratada y triturada
- 1 taza de agua

Ingredientes para 220 g
- 200 g de infusión de centella asiática
- 6 g de goma xantana
- 3 g de glicerina líquida
- 2 g de alcanfor
- 2 g de mentol cristal
- 5 g de tintura de alga fucus
- 5 g de extracto de castaño de Indias
- 32 gotas de alcohol bencílico

Elaboración

- Coloca la centella asiática en una taza, lleva el agua a ebullición y viértela sobre la planta. Tapa con un plato, deja reposar 10 minutos, cuela con un filtro de papel de café y reserva.
- En un recipiente aparte, mezcla la goma con la glicerina y remueve hasta que se disuelva.
- Vierte la infusión en otro recipiente, echa la goma con la glicerina lentamente mientras bates enérgicamente hasta formar un gel y reserva.
- En otro recipiente, pon la tintura de fucus, el mentol y el alcanfor y remueve hasta que los cristales se disuelvan.
- Agrega la mezcla anterior y el extracto de castaño y el alcohol bencílico al gel formado con la infusión, remueve bien y envasa.

Uso y conservación

Aplica el gel por el abdomen o las zonas celulíticas que desees reducir y masajea; cubre la piel con film transparente y deja actuar entre 30 minutos y una hora. Dúchate para retirar el gel y aplica después un aceite reductor. Conserva en la nevera; dura hasta tres meses.

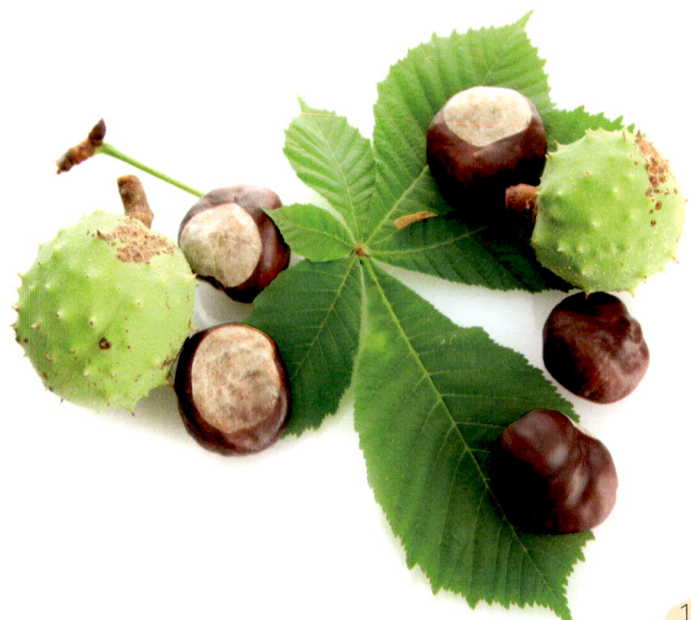

Toda la familia

MASCARILLA DE ARCILLA Y ALGAS

Combinada con una alimentación equilibrada y una rutina de ejercicio, esta mascarilla ayuda a combatir la piel de naranja y la celulitis.

Ingredientes para 400 g
- 150 g de arcilla verde
- 220 g de hidrolato de cedrón
- 11 g de oleato de margarita bellis
- 8 g de alga espirulina
- 5 g de aceite esencial de pomelo o toronja
- 3 g de aceite esencial de hinojo de mar
- 3 g de aceite esencial de enebro

Elaboración
- Coloca la arcilla y la espirulina en un recipiente y vierte el hidrolato lentamente mientras mezclas con un batidor de globo.
- Añade el resto de los ingredientes removiendo entre cada adición.

Uso y conservación
Extiende la mascarilla por las zonas que desees tratar y masajea para estimular la circulación. Vuelve a aplicar un poco de mascarilla, cubre la zona con film transparente y deja actuar durante 30 minutos. Retírala, en la ducha, con un jabón o gel anticelulítico, con suaves masajes. No se conserva; es de un solo uso.

ACEITE REDUCTOR Y REAFIRMANTE

Después de aplicar la mascarilla o el gel reductor, puedes usar este aceite, que ayuda a combatir la flacidez de los tejidos devolviéndoles su tersura y tono natural.

Ingredientes para 50 g
- 25 g de aceite vegetal de macadamia
- 25 g de oleato de margarita bellis
- 25 gotas de aceite esencial de cedro de Virginia
- 25 gotas de aceite esencial de naranja sanguina
- 2 gotas de vitamina E

Elaboración
- Vierte todos los ingredientes en una botella de color topacio, tapa y agita.

Uso y conservación
Vierte un poco de aceite en la palma de tus manos y frótatelas un poco para calentarlo. Luego masajea las zonas afectadas con movimientos circulares hasta que se absorba totalmente. Conserva en un lugar fresco, seco y oscuro; dura hasta seis meses.

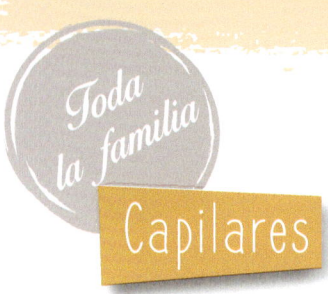

Capilares

CHAMPÚ ANTICAÍDA

Este champú purificante y tonificante brindará a tu cabello vitalidad y fuerza. Es muy suave con el cuero cabelludo e hidrata en profundidad.

Ingredientes para 230 g
- 200 g de base suave neutra
- 9 g de extracto de maca
- 4 g de provitamina B5
- 17 gotas de aceite esencial de lemongrass
- 17 gotas de aceite esencial de cedro del Atlas

Elaboración
- Coloca en un recipiente todos los ingredientes, removiendo entre cada adición, tapa y agita suavemente para mezclar.

Uso y conservación
Aplica en el cuero cabelludo y masajea durante unos minutos para extender la espuma por todo el cabello. Aclara con agua templada y aplica tu acondicionador de costumbre. Conserva en un lugar fresco, seco y oscuro; dura hasta tres meses.

LOCIÓN PARA EL CUERO CABELLUDO IRRITADO

Calma el picor en el cuero cabelludo gracias a sus extractos vegetales emolientes y analgésicos.

Ingredientes para 100 g
- 90 g de leche de avena
- 6 g de solubol (diluyente)
- 1,8 g de provitamina B5
- 33 gotas de aceite esencial de naranja dulce
- 17 gotas de aceite esencial de árbol de té
- 17 gotas de aceite esencial de lavanda fina
- 20 gotas de extracto de semilla de pomelo

Elaboración
- Introduce el solubol y los aceites esenciales en una botella de 100 ml y agita.
- Luego, vierte la leche de avena, tapa y agita. Por último, añade la provitamina B5 y el extracto de semilla de pomelo, tapa y vuelve a agitar.

Uso y conservación
Agita antes de usar. Aplica por la noche sobre el cuero cabelludo y deja actuar mientras duermes. Debido a que el aceite esencial de naranja es fotosensibilizante, no utilices el producto durante el día ni tomes el sol durante las 12 horas posteriores a su aplicación. Conserva en un lugar fresco, seco y oscuro; dura hasta un mes.

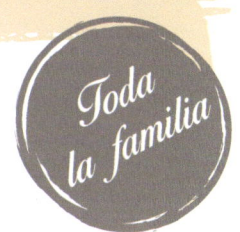

Toda la familia

MASCARILLA FORTALECEDORA DE AMLA

Esta mascarilla está especialmente indicada para cabellos débiles, pues contiene extractos vegetales con propiedades fortalecedoras, protectoras y anticaída como las plantas de cola de caballo, la maca y el amla, planta ayurvédica también llamada amalaki o grosella espinosa de la India, que brinda un brillo y un color espectacular al cabello.

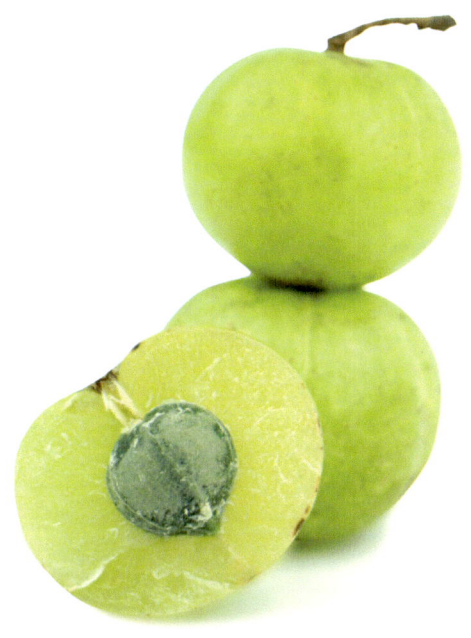

Ingredientes para la infusión
- 1 cucharada de cola de caballo triturada
- ½ taza de agua

Ingredientes para 150 g
- 20 g de leche de almendras
- 20 g de amla en polvo
- 20 g de maca en polvo
- 90 g de infusión de cola de caballo

Elaboración
- Pon la cola de caballo en una taza, lleva el agua a ebullición y viértela sobre la planta. Tapa con un plato, deja reposar 10 minutos, cuela y reserva.
- Coloca en un recipiente el amla y la maca en polvo, vierte poco a poco la leche de almendras y la infusión de cola de caballo y bate hasta que se forme una crema.

Uso y conservación
Aplica la mascarilla sobre el cabello húmedo, desde las raíces hasta las puntas. Deja actuar de 10 a 20 minutos y lávate el cabello como de costumbre. No se conserva, es de un solo uso.

Glosario

Ácido esteárico: ácido graso saturado que se encuentra en muchos aceites y grasas. Se extrae del aceite de palma y del sebo, y se utiliza como agente de textura en la elaboración de cremas y jabones, a los que proporciona dureza.

Ácido hialurónico: tipo de azúcar que está presente de forma natural en nuestro organismo, sobre todo en articulaciones, en cartílagos y en la piel. Entre sus múltiples propiedades destaca su capacidad de mantener hidratada la piel, reponer la elasticidad y aportar volumen.

Ácido láurico: ácido graso saturado que se encuentra en grasas y aceites. Se extrae de las semillas de la palma y del coco. Por su capacidad de crear abundante espuma, se utiliza para fabricar tensoactivos y jabones líquidos espumosos.

Ácidos grasos esenciales: componentes naturales de las grasas y de los aceites que nuestro organismo no puede sintetizar y que, por tanto, deben obtenerse de la dieta, como, por ejemplo, los ácidos omega 3, omega 6 y omega 9.

Ácidos grasos saturados: ácidos carboxílicos de cadena larga sin dobles enlaces entre sus átomos de carbono, lo que hace que se mantengan en estado sólido a temperatura ambiente. Son los más comunes en las grasas de origen animal, aunque se pueden encontrar en algunos aceites vegetales como el de coco y el de palma.

Activo: ingrediente que se añade a una fórmula con el fin de otorgar al producto la función o acción dermatológica para la que está destinado. Puede ser de origen vegetal, animal o sintético.

Aditivo: ingrediente que se añade a una fórmula con el fin de brindar al cosmético una cualidad relacionada con su aspecto o estabilidad, como el color, el aroma, la conservación…

Alfahidroxiácido (AHA): ácido de frutas que permite renovar la piel gracias a su acción exfoliante. Ayuda a suavizar las arrugas, uniformar y aclarar el cutis y atenuar las manchas de pigmentación e irregularidades de la piel.

Antioxidante: sustancia que tiene la capacidad de retardar o prevenir la oxidación de otras moléculas y, por tanto, el envejecimiento. Entre ellos destacan las vitaminas E y C.

Antipediculosis: sustancia que evita que las partes del cuerpo con vello o pelo se infesten con liendres o piojos.

Antipruriginoso: sustancia que inhibe el picor o prurito que se asocia a menudo con quemaduras, reacciones alérgicas, eccemas, psoriasis, varicela o cualquier tipo de dermatitis.

Astringente: sustancia que produce constricción y sequedad en los tejidos orgánicos. Con su aplicación tópica retrae los tejidos, cierra los poros y puede producir una acción cicatrizante, antiinflamatoria y antihemorrágica.

Baño maría: método de cocción que transmite calor indirecto, suave, uniforme y constante a 100º C a los ingredientes que se calientan en un recipiente metido dentro de otro con agua hirviendo.

Baño maría inverso: es un método para enfriar la elaboración o detener la cocción de los ingredientes que están en un recipiente y que se ponen dentro de otro que contiene agua fría o helada.

Barrera cutánea: hace referencia a la capa más superficial de la piel, la epidermis, que protege al cuerpo de las agresiones externas.

Carotenoides: pigmentos orgánicos que se encuentran de forma natural en plantas, algas y otros organismos; son antioxidantes y previenen el envejecimiento celular.

Colágeno: proteína que forma las fibras que componen el tejido conjuntivo de la piel, los cartílagos y los huesos. Se utiliza para mejorar la retención de agua en la piel y aumentar su elasticidad, suavidad y flexibilidad.

Cuperosis: afección dermatológica que se caracteriza por la aparición de pequeñas dilataciones capilares rojizas en el rostro, a veces con forma de telerañas.

Decocción: método que consiste en hervir en agua partes duras de vegetales como cortezas, bayas, tallos, raíces o cáscaras para extraer los principios activos de una planta.

Dermatitis: inflamación de la piel no contagiosa. Puede producir una erupción con comezón sobre la piel enrojecida e inflamada, formar ampollas o costra, supurar o descamarse. Distintas formas de dermatitis son la atópica (eccema), la caspa y las erupciones cutáneas provocadas por el contacto con distintas sustancias, como la hiedra venenosa, los jabones y las joyas con níquel.

Dermis: es la capa de la piel situada justo por debajo de la epidermis, y tiene un papel importante en el buen funcionamiento de la misma.

Destilación: proceso químico mediante el cual se separan las distintas sustancias que componen una mezcla líquida a través de vaporización y condensación selectivas. Es el método usado para extraer los hidrolatos y los aceites esenciales.

Eccema: afección de la piel que se caracteriza por presentar inflamación, enrojecimiento, irritación, picor, y, en ocasiones, ampollas y granitos.

Elastina: proteína del tejido conjuntivo con funciones estructurales que confiere elasticidad a los tejidos, a diferencia del colágeno, que proporciona principalmente resistencia. En cosmética se utiliza la elastina vegetal, extraída del trigo, la cual aumenta la hidratación de la piel y el cabello, acondiciona la cutícula del pelo, mejora la elasticidad de la piel y suaviza las líneas finas de expresión.

Emoliente: capacidad que tiene una sustancia para suavizar y ablandar una dureza o inflamación, especialmente de la piel.

Emulsión: mezcla estable y homogénea de dos líquidos que tienden a separarse, como el agua y el aceite. Para que la mezcla pueda producirse se necesita un tercer ingrediente al que llamamos emulgente.

Epidermis: capa más externa de la piel, que contribuye a su capacidad protectora.

Eritema: enfermedad de la piel que se caracteriza por el enrojecimiento o la erupción de bacterias en la parte afectada.

Escualeno: activo aceitoso de tacto sedoso y no graso que se obtiene del aceite de oliva. Tiene una excelente afinidad con la piel y el cabello. Apreciado por sus propiedades emolientes, protectoras, hidratantes y restauradoras de la barrera lipídica, se utiliza en cremas y leches, en aceites para masajes y en sérums para el cabello.

Fermentación: proceso metabólico de oxidación, llevada a cabo habitualmente por levaduras, que no requiere oxígeno y que origina un compuesto orgánico.

Filmógeno: capacidad que tienen algunas sustancias de depositarse sobre la superficie de la piel y formar una película que retiene el agua, mejorando la barrera cutánea.

Fitoesteroles: moléculas vegetales que ayudan a reducir los niveles de colesterol. En cosmética se extraen del aguacate y de la oliva y se usan como activos para calmar, reparar, desinflamar y nutrir la piel.

Glosario

Fototóxica: capacidad que tienen algunas sustancias de producir manchas, dermatitis o quemaduras cuando se aplican en la piel y esta se expone luego a la luz solar.

Hidrófilo: sustancia que tiene afinidad por el agua. En una disolución o gel, las moléculas hidrófilas repelen los aceites o grasas.

Hidrólisis: reacción química entre una molécula de agua y otra molécula, en la cual la molécula de agua se divide y sus átomos se unen a otra especie química. La saponificación es una hidrólisis alcalina en la que el agua actúa como disolvente de la sosa cáustica.

Hidrosoluble: sustancia que se disuelve en agua.

Hipodermis: capa inferior de la piel que almacena las grasas.

Infusión: método de extraer los principios activos de plantas que consiste en sumergir las hojas, flores o partes blandas en un líquido caliente (agua o aceite), pero sin que llegue a hervir.

Ingrediente Bio: ingrediente o sustancia que no ha sufrido alteraciones genéticas.

Ingrediente Eco: ingrediente o sustancia que proviene de un sistema de producción respetuoso con el medio ambiente.

Ingrediente orgánico: ingrediente que está libre de pesticidas y otros químicos o artificiales que, añadidos, pueden alterar el producto final.

Linimento: solución o mezcla de varias sustancias en aceite, en soluciones alcohólicas de jabón o en emulsiones, que puede contener activos y aditivos antimicrobianos. Se aplica exteriormente en fricciones oleosas o jabonosas.

Lipófilo: sustancia que tiene afinidad por el aceite y que repele el agua.

Liposoluble: sustancia que se disuelve en aceites y grasas.

Maceración: método utilizado para extraer los principios activos de una planta que consiste en colocar la parte de la planta que se quiera macerar en un recipiente a temperatura ambiente, durante un tiempo determinado, con agua, aceite o alcohol, dependiendo de la finalidad de su uso.

Micosis: enfermedad infecciosa producida por hongos microscópicos que puede afectar a la piel o a cualquiera otra parte del organismo.

Nombre científico: nombre asignado a cada organismo vivo con validez universal. Se compone de dos términos: el género y la especie en latín.

Oclusivo: capacidad que tienen algunas sustancias de producir una capa protectora sobre la piel consiguiendo evitar la pérdida de agua. Las sustancias muy oclusivas pueden cerrar o taponar los poros y producir espinillas.

pH: coeficiente que mide la acidez o alcalinidad de una disolución. El pH indica la concentración de iones de hidrógeno presentes en determinadas disoluciones y significa potencial de hidrógeno o potencial de hidrogeniones. La escala del pH va desde el 1 al 14, donde el 1 corresponde a las sustancias más ácidas y el 14, a las más básicas. El 7 es para las sustancias con pH neutro, como el agua destilada. Nuestra piel tiene un pH que ronda los 5,5.

Piel atópica: dermatitis o trastorno hereditario caracterizado por tener la piel seca, con hipersensibilidad, que produce inflamación, sarpullido con comezón y enrojecimiento, ampollas y descamación.

Polifenoles: familia muy amplia de alcoholes aromáticos elaborados por las plantas. Se subdividen en taninos, ligninas y flavonoides. Tienen propiedades terapéuticas muy importantes: cicatrizantes, antisépticas, antifúngicas, antibacterianas…

Principio activo: sustancia química responsable de la actividad farmacológica.

Purificante: capacidad que tiene una sustancia o activo cosmético de liberar a la piel de las impurezas como el sudor, el sebo, la polución y la piel muerta.

Punto de fusión: temperatura a la cual una sustancia sólida pasa a estado líquido; es decir, la temperatura a la que se funde.

Relipidante: capacidad que tiene una sustancia de aportar y reponer lípidos a la piel con rojeces, descamada, con sensación de tirantez, incluso con pequeñas grietas a causa del frío y la sequedad.

Rosácea: trastorno inflamatorio crónico y recurrente de la piel que afecta a la zona de los pómulos, la nariz, el mentón y la frente. Se caracteriza por una piel reactiva con frecuentes episodios de enrojecimiento facial que se acompaña de granos purulentos.

Tanino: grupo más amplio de los polifenoles. Es el activo principal del hamamelis, el agrimonio, la hoja de frambuesa y ulmaria y tiene capacidad astringente.

Tensor: efecto puntual que producen ciertas sustancias o activos por el cual la piel se tensa y estira, otorgando una apariencia lisa.

Tonificante: acción que produce una sustancia que consiste en normalizar el estado de la piel después de la limpieza o la exfoliación: restablece el PH, refresca, hidrata y cierra los poros.

Vitíligo: enfermedad de la piel que se caracteriza por la aparición de manchas blancas en diferentes partes del cuerpo, producidas por la destrucción de melanocitos, que son las células epiteliales responsables de dar color a la piel.

Xantonas: son fitonutrientes hallados en su gran mayoría en la cáscara del mangostino. Se consideran los antioxidantes más poderosos y tienen numerosas propiedades terapéuticas. Sirven para tratar el eccema, la dermatitis, la psoriasis, la seborrea y las infecciones fúngicas en la piel, y combaten el envejecimiento y la fatiga.

Recetas: de la A a la Z

Aceite de karanja 128
Aceite de limón 108
Aceite dorado 106
Aceite espumoso de gardenia 113
Aceite para eliminar manchas 138
Aceite reductor y reafirmante 163
Aftershave 153
Bálsamo de arroz 147
Bálsamo de caléndula 108
Bálsamo de caléndula y karité 126
Bálsamo de jojoba y mango 60
Bálsamo para labios de propóleo y miel 130
Bálsamo para lactancia 140
Barra de labios 78
Barra de romero 107
BB-Cream de avellanas 77
Bombones fundentes de chocolate 106
Cera *hipster* 155
Corrector de ojeras y de imperfecciones 76
Crema antiestrías 141
Crema cicatrizante 144
Crema de aguacate y karité 72
Crema de día básica 58
Crema de día de avellanas 66
Crema de día de nuez y azahar 58
Crema de higo chumbo 74
Crema de llantén 147
Crema de macadamia y germen de trigo 109
Crema de malva y manzanilla 144
Crema de melisa 131
Crema de miel 132

Crema de noche de azucena blanca 161
Crema de noche de jojoba y nuez 67
Crema de noche de sacha inchi 59
Crema de zanahoria 122
Crema para la rosácea 159
Champú anticaída 164
Champú con ceramidas vegetales 90
Champú con ceramidas y miel 92
Champú de lavanda y árbol de té 146
Champú de lemongrass 90
Champú de salvia 86
Champú de té verde 92
Champú para puntas abiertas 86
Champú sólido de arcilla roja 87
Champú sólido de kokum y geranio 93
Champú sólido de romero 91
Champú y gel de ducha, dos en uno 143
Delineador en gel 79
Dentífrico de hierbabuena y limón 84
Desodorante en barra 85
Desodorante en *roll-on* 85
Exfoliante de algodón de azúcar 102
Exfoliante de arándanos 102
Exfoliante de coco y cártamo 105
Exfoliante de coco y vainilla 96
Exfoliante de jengibre 105
Exfoliante de panela, limón y melón 98

Exfoliante de romero 98
Exfoliante Pumpkin Pie 96
Gel de caléndula 122
Gel de ducha de azahar 81
Gel de ducha de higo 80
Gel de ducha de lavanda 80
Gel de romero y salvia 61
Gel para la dermatitis 158
Gel para perfilar la barba 154
Gel para piernas cansadas 138
Gel reductor 162
Jabón de afeitado 152
Jabón de La Provenza 83
Jabón de leche, avena y miel 83
Leche bronceadora de jojoba 126
Linimento de almendras 69
Linimento de jojoba y pepita de uva 55
Linimento óleo-calcáreo 142
Loción bifásica de enebro y lavanda 61
Loción bifásica de lavanda y cáñamo 54
Loción bifásica de ricino 68
Loción bucal de hierbabuena 84
Loción de aguas florales 146
Loción de malva, manzanilla y rosas 70
Loción de mojito 62
Loción de pepino y apio 63
Loción de pomelo, lavanda y azahar 57
Loción de rosas y pepino 57
Loción de sándalo y ácidos frutales 71

Loción de tomillo y árbol de té 150
Loción de uva 62
Loción jabonosa de manzanilla 142
Loción micelar de aciano 68
Loción para el cuello cabelludo irritado 164
Máscara de pestañas 79
Mascarilla de aloe vera 97
Mascarilla de aloe vera y miel 114
Mascarilla de amla y coco 135
Mascarilla de arcilla y algas 163
Mascarilla de banana 103
Mascarilla de coco 116
Mascarilla de fresa, pepino y limón 151
Mascarilla de karité 118
Mascarilla de lavanda y jojoba 99
Mascarilla de malva 103
Mascarilla de mangostino 115
Mascarilla de manzanilla 128
Mascarilla de monoï 119
Mascarilla de oliva y huevo 114
Mascarilla de pepino 99
Mascarilla de rhassoul 116
Mascarilla de seda y pantenol 118
Mascarilla de té matcha 97
Mascarilla fortalecedora de amla 165
Mousse antiestrías 139
Mousse de afeitado 153
Mousse de fruta de la pasión 133
Protector solar de albaricoque 123
Protector solar de karanja 127
Sales de baño de ylang-ylang 112
Sales de baño con leche 112
Sérum corrector 161
Sérum de aceites 135
Sérum de arándanos rojos 75
Sérum de frambuesa 75
Sérum de papaya 150
Sérum para una barba espesa 154
Sérum regenerativo 141

Recetas: uso cosmético

Cuidado del rostro

Antienvejecimiento
   Crema de higo chumbo 74
   Sérum de arándanos rojos 75
   Sérum de frambuesa 75
Exfoliación
Pieles grasas
   Exfoliante de panela, limón y melón 98
   Exfoliante de romero 98
Pieles normales y mixtas
   Exfoliante de coco y vainilla 96
   Exfoliante Pumpkin Pie 96
Pieles secas
   Exfoliante de algodón de azúcar 102
   Exfoliante de arándanos 102
Hidratación
Pieles grasas
   Crema de día de avellanas 66
   Crema de noche de jojoba y nuez 67
Pieles normales y mixtas
   Crema de día básica 58
   Crema de día de nuez y azahar 58
   Crema de noche de sacha inchi 59
Pieles secas
   Crema de aguacate y karité 72
Limpieza
Pieles grasas
   Bálsamo de jojoba y mango 60
   Gel de romero y salvia 61
   Loción bifásica de enebro y lavanda 61
Pieles normales y mixtas
   Linimento de jojoba y pepita de uva 55
   Loción bifásica de lavanda y cáñamo 54
Pieles secas
   Linimento de almendras 69
   Loción bifásica de ricino 68
   Loción micelar de aciano 68
Maquillaje
   Barra de labios 78
   BB-Cream de avellanas 77
   Corrector de ojeras y de imperfecciones 76
   Delineador en gel 79
   Máscara de pestañas 79
Para el invierno
   Bálsamo para labios de propóleo y miel 130
   Crema de melisa 131
Para el verano
   Crema de zanahoria 122
   Gel de caléndula 122
   Protector solar de albaricoque 123
Purificación
Pieles grasas
   Mascarilla de lavanda y jojoba 99
   Mascarilla de pepino 99
Pieles normales y mixtas
   Mascarilla de aloe vera 97
   Mascarilla de té matcha 97
Pieles secas
   Mascarilla de banana 103
   Mascarilla de malva 103
Tonificación
Pieles grasas
   Loción de mojito 62
   Loción de pepino y apio 63
   Loción de uva 62
Pieles normales y mixtas
   Loción de pomelo, lavanda y azahar 57
   Loción de rosas y pepino 57
Pieles secas
   Loción de malva, manzanilla y rosas 70
   Loción de sándalo y ácidos frutales 71

Cuidado del cuerpo

Afeitado y cuidado de la barba
   Aftershave 153
   Cera hipster 155
   Gel para perfilar la barba 154
   Jabón de afeitado 152
   Mousse de afeitado 153
   Sérum para una barba espesa 154
Baño
   Aceite espumoso de gardenia 113
   Sales de baño con leche 112
   Sales de baño de ylang-ylang 112
Exfoliación
   Exfoliante de coco y cártamo 105
   Exfoliante de jengibre 105
Hidratación
   Aceite dorado 106
   Aceite de limón 108

Bálsamo de caléndula 108
Barra de romero 107
Bombones fundentes de chocolate 106
Crema de macadamia y germen de trigo 109

Higiene
Dentífrico de hierbabuena y limón 84
Desodorante en barra 85
Desodorante en *roll-on* 85
Loción bucal de hierbabuena 84

Limpieza
Gel de ducha de azahar 81
Gel de ducha de higo 80
Gel de ducha de lavanda 80
Jabón de La Provenza 83
Jabón de leche, avena y miel 83

Para el invierno
Crema de miel 132
Mousse de fruta de la pasión 133

Para el verano
Bálsamo de caléndula y karité 126
Leche bronceadora de jojoba 126
Protector solar de karanja 127

Cuidado del cabello

Antipediculosis
Champú de lavanda y árbol de té 146
Loción de aguas florales 146

Limpieza
Cabello graso
　Champú de lemongrass 90
　Champú con ceramidas vegetales 90
　Champú sólido de romero 91
Cabello normal
　Champú de salvia 86
　Champú para puntas abiertas 86
　Champú sólido de arcilla roja 87
Cabello seco
　Champú con ceramidas y miel 92
　Champú de té verde 92
　Champú sólido de kokum y geranio 93

Nutrición
Cabello graso
　Mascarilla de coco 116
　Mascarilla de rhassoul 116
Cabello normal
　Mascarilla de aloe vera y miel 114
　Mascarilla de mangostino 115
　Mascarilla de oliva y huevo 114
Cabello seco
　Mascarilla de karité 118
　Mascarilla de monoï 119
　Mascarilla de seda y pantenol 118

Protección
Para el invierno
　Mascarilla de amla y coco 135
　Sérum de aceites 135
Para el verano
　Aceite de karanja 128
　Mascarilla de manzanilla 128

Tratamientos especiales
Champú anticaída 164
Loción para el cuello cabelludo irritado 164
Mascarilla fortalecedora de amla 165

Cuidados especiales

Antiacneicos
Loción de tomillo y árbol de té 150
Mascarilla de fresa, pepino y limón 151
Sérum de papaya 150

Anticelulíticos
Aceite reductor y reafirmante 163
Gel reductor 162
Mascarilla de arcilla y algas 163

Antimanchas
Aceite para eliminar manchas 138
Crema de noche de azucena blanca 161
Sérum corrector 161

Bebés y niños
Bálsamo de arroz 147
Crema cicatrizante 144
Crema de llantén 147
Crema de malva y manzanilla 144
Champú y gel de ducha, dos en uno 143
Linimento óleo-calcáreo 142
Loción jabonosa de manzanilla 142

Dermatitis y eccemas
Bálsamo de caléndula y karité 126
Crema de miel 132
Crema para la rosácea 159
Gel para la dermatitis 158

Embarazo
Aceite para eliminar manchas 138
Gel para piernas cansadas 138
Mousse antiestrías 139

Posparto
Bálsamo para lactancia 140
Crema antiestrías 141
Sérum regenerativo 141

Agradecimientos

Se dice que plantar un árbol, tener un hijo y escribir un libro son las tres cosas que todas las personas deberían hacer para sentirse completas y recompensadas por la vida. De ser así, solo me quedaba entregarte esta obra, deseando que su contenido colme tus expectativas y te sea provechoso; esa será mi mayor recompensa. No obstante, detrás de esta obra se halla el trabajo de muchas personas a las que quiero dar mi agradecimiento, que se dirige especialmente para:

Anna Periago y Montse Armengol, por confiarme la redacción de este libro; Sara López, mi editora paciente, por su confianza y el amor con el que ha tratado el concepto de la obra; mi esposo Eduardo, siempre a mi lado, por su complicidad y apoyo incondicional a mis proyectos; mis amados hijos, Camila y Nicolás, por motivarme cada día y ayudarme a crecer; Mirta Biscardi, maestra y amiga de mi vida, por abrirme las puertas al mundo del jabón natural; Montse Domingo, colega y amiga generosa, por regalarme los secretos del champú sólido, y todos mis colegas, amigos y maestros, por alimentarme a través de los años con los conocimientos que hoy puedo compartir.

Créditos fotográficos

Ana García/RBA: 55 (uvas); Andrea Bielsa/RBA: 52-53; Archivo Editec: 15 (jarra); Dreamstime/ Tetiana Kovalenko: 60; Foto: David Freixa/Estilismo: Mayte Gil: 18; iStockphoto/Anna-Ok: 11; iStockphoto/botamochi: 34-35; Nos&Soto/RBA: 14 (termómetro), 15 (cuchara), 15 (espátula), 16, 17, 25, 27, 42-51; Shutterstock/Anna Ok: 88-89; Shutterstock/9dream studio: 26, 152, 155; Shutterstock/Africa Studio: 162; Shutterstock/Alina Kholopova: 38; Shutterstock/Anamaria Mejia: 98; Shutterstock/andersphoto: 78; Shutterstock/Angel Simon: 70 (malva); Shutterstock/Anna Ok: 124-125; Shutterstock/Aunging: 110-111; Shutterstock/Bildagentur Zoonar GmbH: 74; Shutterstock/Bowonpat Sakaew: 13; Shutterstock/Chursina Viktoriia: 97; Shutterstock/Daria Minaeva: 82; Shutterstock/kazmulka: 69; Shutterstock/kellyreekolibry: 77; Shutterstock/Kiian Oksana: 100-101; Shutterstock/kwanchai.c: 59; Shutterstock/marilyn barbone: 32; Shutterstock/Marko Poplasen: 134; Shutterstock/matin: 133; Shutterstock/motorolka: 20; Shutterstock/NaMaKuKi: 165; Shutterstock/Nejron Photo: 156-157; Shutterstock/Nik Merkulov: 76; Shutterstock/PaulPaladin: 63; Shutterstock/science photo: 54; Shutterstock/Sima Bivolarska: 64-65; Shutterstock/SOMMAI: 158; Shutterstock/spline_x: 131; Shutterstock/victoriaKh: 151; Shutterstock/yul38885: 159; Thinkstock /vainillaychile: 55 (aceite); Thinkstock/Андрей Елкин: 23 (pepino); Thinkstock/AlexRaths: 129; Thinkstock/AlinaMD: 67; Thinkstock/Alter_photo: 102; Thinkstock/Anna-Ok: 56, 148-149; Thinkstock/areeya_ann: 107; Thinkstock/Azure-Dragon: 70 (margaritas); Thinkstock/baibaz: 22, 30, 66; Thinkstock/bdspn: 99; Thinkstock/bernardbodo: 94-95; Thinkstock/Bill-Livingstone: 15 (batidora manual); Thinkstock/Creative-Family: 139; Thinkstock/chengyuzheng: 23 (papaya); Thinkstock/Diana Taliun: 86; Thinkstock/dianazh: 106; Thinkstock/Dmytro: 31; Thinkstock/DragonImages: 12; Thinkstock/Easy_Asa: 14 (gotero); Thinkstock/eskymaks: 114; Thinkstock/Everste: 127 ; Thinkstock/Evgeniy Skripnichenko: 15 (batidora eléctrica); Thinkstock/FamVeld: 136-137; Thinkstock/Freestocker: 160; Thinkstock/GreenArtPhotography: 8-9; Thinkstock/heliopix: 15 (cuenco vidrio); Thinkstock/hydrangea100: 81; Thinkstock/igoriss: 40; Thinkstock/IlonaImagine: 23 (aguacate); Thinkstock/inxti: 14 (balanza); Thinkstock/iquacu: 84; Thinkstock/IrinaBort: 119; Thinkstock/joloei: 23 (macadamia); Thinkstock/Jovanmandic: 120-121; Thinkstock/Joy_StockPhotography: 23 (almendras); Thinkstock/karandaev: 15 (cuenco metal); Thinkstock/kazmulka: 104; Thinkstock/kellyreekolibry: 24; Thinkstock/Kharichkina: 140; Thinkstock/Kosolovskyy: 29; Thinkstock/Kovaleva_Ka: 115, 143; Thinkstock/LarisaBlinova: 73; Thinkstock/LiliGraphie: 36; Thinkstock/lucato: 39; Thinkstock/marilyna: 93; Thinkstock/mayakova: 23 (hojas verdes); Thinkstock/membio: 57; Thinkstock/msk.nina: 21; Thinkstock/Neydtstock: 132; Thinkstock/NikiLitov: 91; Thinkstock/ntstudio: 71; Thinkstock/peredniankina: 123; Thinkstock/pilipphoto: 117; Thinkstock/Pranee Tiangkate: 109; Thinkstock/Premyuda Yospim: 130; Thinkstock/S847: 145; Thinkstock/stuartbur: 15 (ollas); Thinkstock/svrid79: 103; Thinkstock/Swisty242: 113; Thinkstock/Thomas Northcut: 14 (cucharas de medir); Thinkstock/triocean: 6; Thinkstock/vovashevchuk: 61.